症状・経過観察に役立つ

脳卒中の画像のみかた

市川博雄
昭和大学藤が丘リハビリテーション病院・院長

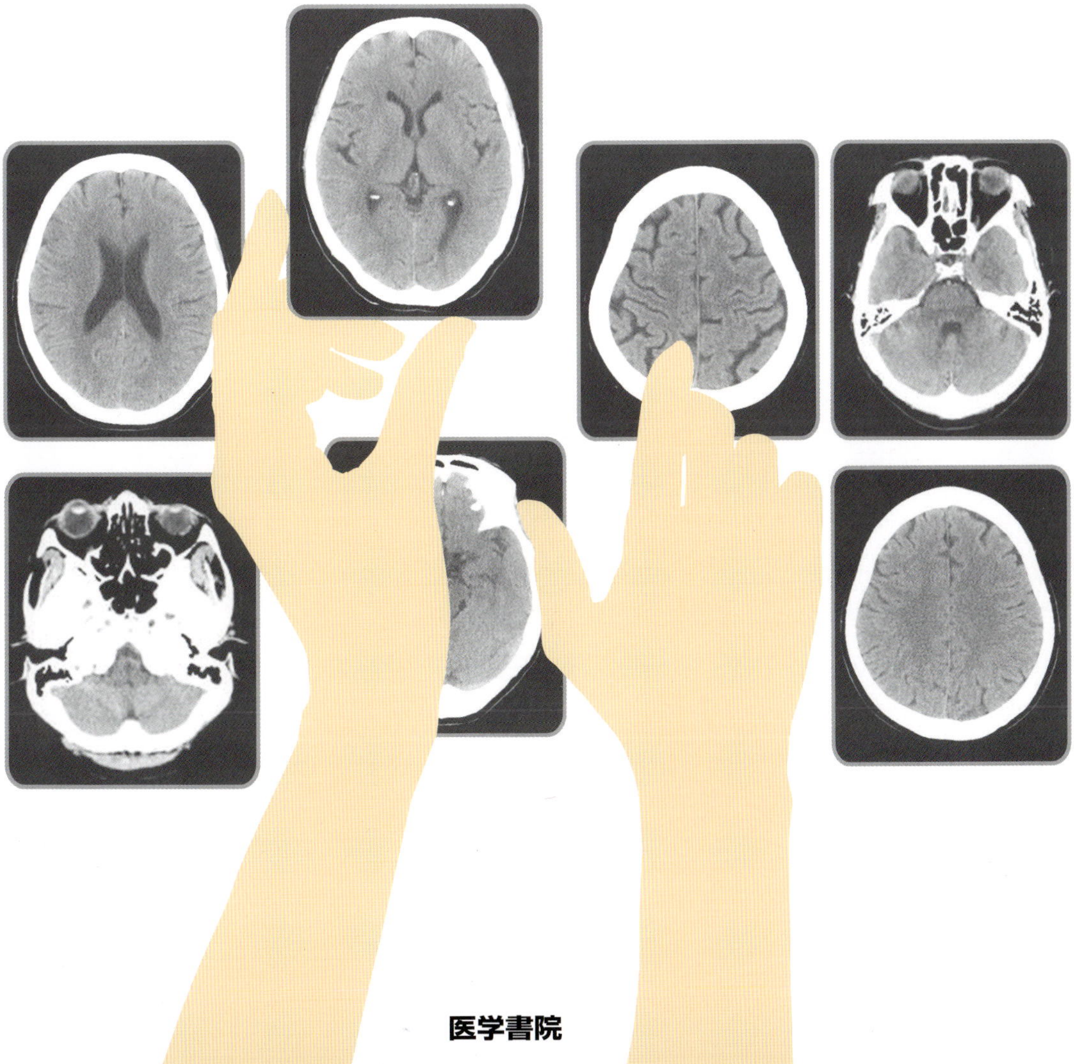

医学書院

症状・経過観察に役立つ
脳卒中の画像のみかた

発　　行	2014年8月1日　第1版第1刷Ⓒ
	2022年4月15日　第1版第8刷
著　　者	市川博雄
発行者	株式会社　医学書院
	代表取締役　金原　俊
	〒113-8719　東京都文京区本郷1-28-23
	電話　03-3817-5600（社内案内）
印刷・製本	アイワード

本書の複製権・翻訳権・上映権・譲渡権・貸与権・公衆送信権（送信可能化権を含む）は株式会社医学書院が保有します．

ISBN978-4-260-01948-4

本書を無断で複製する行為（複写，スキャン，デジタルデータ化など）は，「私的使用のための複製」など著作権法上の限られた例外を除き禁じられています．大学，病院，診療所，企業などにおいて，業務上使用する目的（診療，研究活動を含む）で上記の行為を行うことは，その使用範囲が内部的であっても，私的使用には該当せず，違法です．また私的使用に該当する場合であっても，代行業者等の第三者に依頼して上記の行為を行うことは違法となります．

JCOPY〈出版者著作権管理機構　委託出版物〉
本書の無断複製は著作権法上での例外を除き禁じられています．複製される場合は，そのつど事前に，出版者著作権管理機構（電話 03-5244-5088，FAX 03-5244-5089，info@jcopy.or.jp）の許諾を得てください．

本書を読まれる皆様へ

　現在，一部の病院では脳卒中ケアユニット（SCU）などの専門病棟が設置されていますが，脳卒中は国民病ともいわれる極めて一般的な疾患であり，医療に携わる者としては避けて通ることができないものです。脳卒中診療には医師による内科的治療，外科的治療のみならず，看護やリハビリテーションが重要な位置を占めます。よって，多職種によるチーム医療が不可欠であり，それぞれの職種で疾患についての十分な知識と理解が求められます。脳卒中の診断に欠くことのできない脳の画像検査の知識もその1つといえます。

　しかし，脳の画像を見慣れないうちは，どの画像をみたらよいのか，どこに注目したらよいのか，わからないことも多いでしょう。そこで本書では，数ある画像の中から，代表的な7つのスライスに絞って，その読み方をわかりやすく解説しました。まずは，「ここが白い」，「あそこが黒く写っている」と画像に慣れるところから始めるとよいでしょう。

　脳卒中の最も一般的な症状は片麻痺ですが，障害部位によっては失語，失行，失認などさまざまな症状が出現します。これが脳疾患の大きな特徴であり，神経症状は非常に複雑で難しいと敬遠されがちなゆえんでもあります。そこで，実際の脳卒中患者の脳画像と，そのときの神経症状・経過などを記載し，それらを関連付けて理解できるよう工夫しました。診療場面では，症状に変化が現れた際，また経過観察の目的で脳画像検査を行いますので，脳画像と症状をセットでみていくことが大切です。

　本書は，診療現場で脳画像をみる機会のある研修医，看護師，理学療法士などの医療スタッフだけでなく，脳画像初学者の医療系の学生にも理解しやすいように記述したつもりです。脳の画像と敬遠しがちな神経症状の理解を深めることができ，さらには脳卒中診療を実践するにあたっての一助になれば幸いです。

　最後に，脳卒中患者の診療とともに本書の作成に大きな力を貸して頂いた昭和大学藤が丘病院脳神経センターのスタッフや関係者各位に感謝するとととともに，本書の刊行にあたりご尽力頂きました医学書院の山内　梢様に深謝申し上げます。

2014年6月吉日

市川博雄

もくじ Contents

第Ⅰ章　押さえておきたい7つの画像

概論－押さえておきたい7つの画像 …………………………………………………… 2
○ 基底核レベル ……………………………………………………………………………… 4
○ 放線冠レベル ……………………………………………………………………………… 6
○ 半卵円中心レベル ………………………………………………………………………… 7
○ 頭頂部の脳溝が目立つレベル …………………………………………………………… 8
○ 中脳レベル ………………………………………………………………………………… 9
○ 橋レベル …………………………………………………………………………………… 10
○ 延髄レベル ………………………………………………………………………………… 11

第Ⅱ章　脳画像検査の基本

概論－脳画像検査の種類と特徴 ………………………………………………………… 14
○ CTの読みかた …………………………………………………………………………… 16
○ MRIの読みかた ………………………………………………………………………… 18
○ MRA・CTAと脳血管 …………………………………………………………………… 25

第Ⅲ章　脳卒中と脳画像

概論－脳卒中における画像検査 ………………………………………………………… 34
○ 脳梗塞 ……………………………………………………………………………………… 36
 1. 心原性脳塞栓症 ……………………………………………………………………… 42
  1）内頸動脈塞栓症 ………………………………………………………………… 44
  2）中大脳動脈塞栓症 ……………………………………………………………… 46
  3）後大脳動脈塞栓症 ……………………………………………………………… 48
  4）前大脳動脈塞栓症 ……………………………………………………………… 49
  5）椎骨脳底動脈塞栓症 …………………………………………………………… 50
 2. アテローム血栓性脳梗塞 …………………………………………………………… 52
 3. ラクナ梗塞 …………………………………………………………………………… 54

- 一過性脳虚血発作······56
- 脳出血······58
  - 1）被殻出血······60
  - 2）視床出血······61
  - 3）橋出血······62
  - 4）小脳出血······63
  - 5）皮質下出血······64
- くも膜下出血······66
- その他の脳血管障害······70
  - 1）静脈洞血栓症······70
  - 2）高血圧性脳症······71

第Ⅳ章　症候と脳画像

1. 意識障害······74
2. めまい······76
3. 痙攣発作······77
4. 失語······78
5. 失行······80
6. 失認······82
7. 半側空間無視······85
8. 運動麻痺······86
9. 運動失調······89
10. 不随意運動······90
11. 血管性パーキンソニズム······91
12. 眼球運動障害と眼症状······92
13. 視力・視野障害······96
14. 構音障害······98
15. 嚥下障害······99
16. 体性感覚障害······100
17. 血管性認知症······102

表紙：岡部タカノブ，イラスト：柳生奈緒，川野郁代

本書で用いた主な略語

ACA	前大脳動脈 anterior cerebral artery		**MCA**	中大脳動脈 middle cerebral artery
AChA	前脈絡叢動脈 anterior choroidal artery		**MRA**	磁気共鳴血管造影 MR angiography
Acom	前交通動脈 anterior communicating artery		**MRI**	磁気共鳴画像 magnetic resonance（MR）imaging
ADC	拡散係数画像 apparent diffusion coefficient image		**MRV**	MR 静脈撮影 MR venography
AICA	前下小脳動脈 anterior inferior cerebellar artery		**OA**	眼動脈 ophthalmic artery
ASA	前脊髄動脈 anterior spinal artery		**PCA**	後大脳動脈 posterior cerebral artery
BA	脳底動脈 basilar artery		**Pcom**	後交通動脈 posterior communicating artery
CAS	頸動脈ステント留置術 carotid artery stenting		**PICA**	後下小脳動脈 posterior inferior cerebellar artery
CCA	総頸動脈 common carotid artery		**SAH**	くも膜下出血 subarachnoid hemorrhage
CEA	頸動脈内膜剝離術 carotid endarterectomy		**SCA**	上小脳動脈 superiror cerebellar artery
CT	コンピュータ断層撮影 computed tomography		**T1WI**	T1 強調画像 T1 weighted image
CTA	CT 血管造影 CT angiography		**T2WI**	T2 強調画像 T2 weighted image
DWI	拡散強調画像 diffusion weighted image		**T2*WI**	T2* 強調画像 T2 star weighted image
ECA	外頸動脈 external carotid artery		**TIA**	一過性脳虚血発作 transient ischemic attack
FLAIR	水抑制画像 fluid attenuated inversion image		**t-PA**	組織プラスミノーゲンアクチベータ tissue plasminogen activator
ICA	内頸動脈 internal carotid artery		**VA**	椎骨動脈 vertebral artery
LSA	レンズ核線条体動脈 lenticulostriate artery		**VBA**	椎骨脳底動脈 vertebro-basilar artery artery

I

押さえておきたい 7つの画像

押さえておきたい7つの画像

画像を読む前に

　頭部の画像診断では，下図のように，水平断，つまり脳を横に輪切りにしてみたときの画像が基本となります。断面の間隔は機種によって5mm〜1cmと異なり，一度の検査で320枚もの画像が得られる装置もあります。

　これらの画像を1つひとつみながら，病巣を探し出すのは大変です。そこで，下図のうち，□で囲んだ7つの画像をまず押さえておきましょう。これらは，脳の主要な構造が描画されており，また病巣が描画されることが多いのです。この章では，この7つのCT画像を元に，基本的な解剖学的知識をまとめます。CTとMRIでは色調の描出のされかたは異なりますが，部位のみかたに大きな違いはありませんので，CT画像の読みかたを応用してみてください。

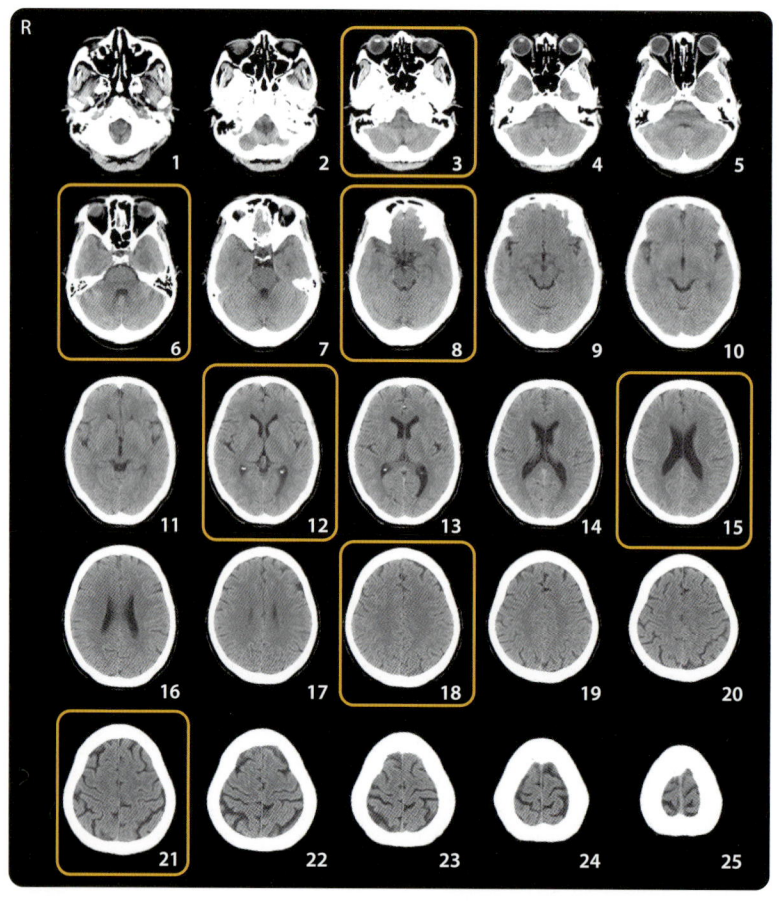

スライス 3　延髄レベル	スライス 15　放線冠レベル
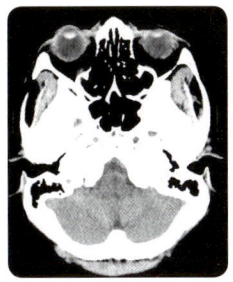 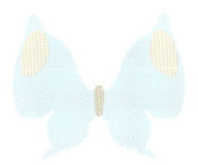 蝶スライス ⇒ p.11 参照	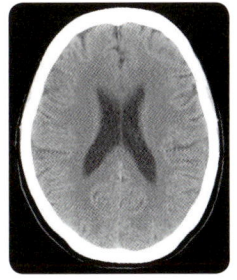 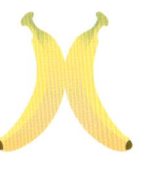 バナナスライス ⇒ p.6 参照
スライス 6　橋レベル	スライス 18　半卵円中心レベル
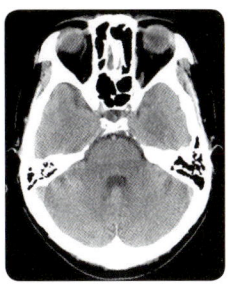 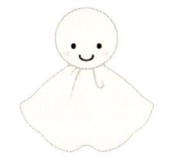 てるてる坊主スライス ⇒ p.10 参照	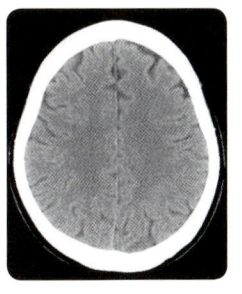 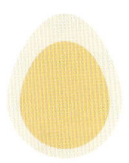 卵スライス ⇒ p.7 参照
スライス 8　中脳レベル	スライス 21　頭頂部の脳溝が目立つレベル
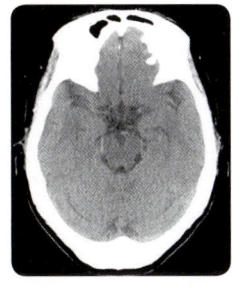 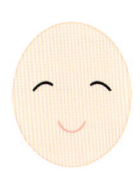 笑顔スライス ⇒ p.9 参照	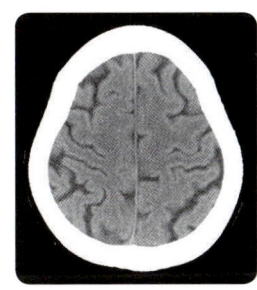 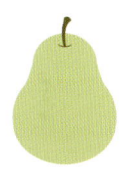 洋ナシスライス ⇒ p.8 参照
スライス 12　基底核レベル	
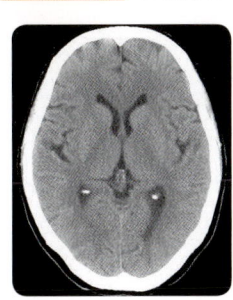  カブトムシスライス ⇒ p.4 参照	

第Ⅰ章　押さえておきたい7つの画像

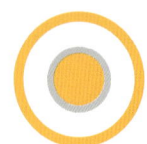 # 基底核レベル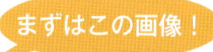

―― 側脳室前角がみえるレベル

特徴

「カブトムシの角」のような形をした側脳室前角が目印です。

この横断面には，前頭葉，側頭葉，後頭葉の皮質，白質といった重要な部位が存在します。前頭葉と側頭葉を分けているのがシルビウス裂であり，この周囲に言語野があることを憶えておきましょう。

高血圧性脳出血の好発部位である被殻，視床が存在し，これらに挟まれるように内包がある点も注目です。

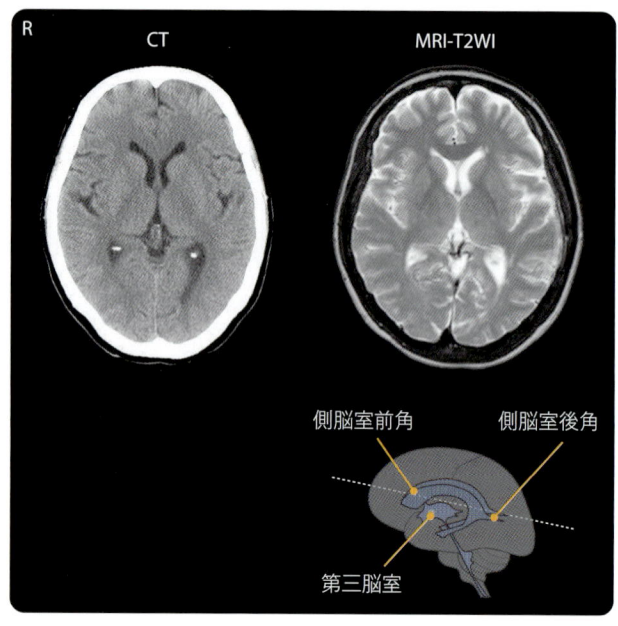

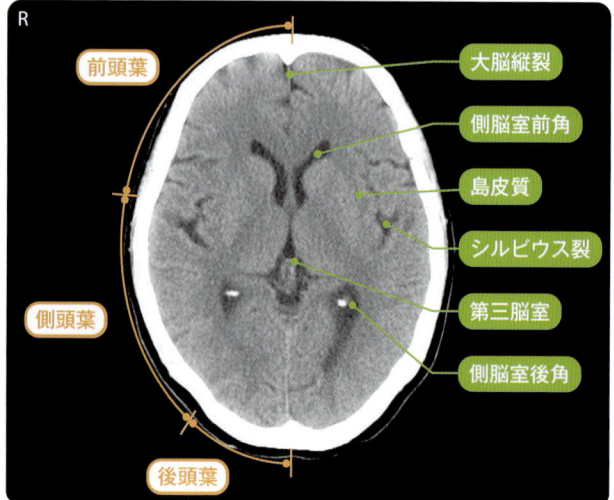

尾状核　caudate nucleus

- レンズ核にある被殻と合わせて，線条体という。錐体外路系を構成する。
- 主に線条体動脈群の灌流域。

運動性言語野（ブローカ野）

- 優位半球（通常は左）の前頭葉に存在する。
- 中大脳動脈からの皮質枝の灌流域。

障害されると…
ブローカ失語（運動性失語）を生じる。

レンズ核　lentiform nucleus

- 内側の淡蒼球と，外側の被殻からなり，尾状核とともに，錐体外路を構成する。

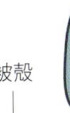

被殻　淡蒼球
レンズ核

- 主に線条体動脈群の灌流域。

障害されると…
不随意運動を生じることがある。

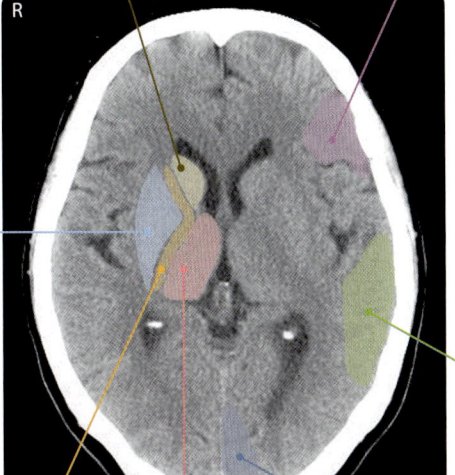
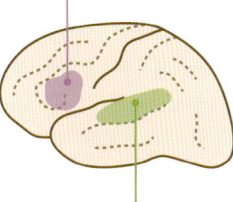

感覚性言語野（ウェルニッケ野）

- 優位半球（通常は左）の側頭葉に存在する。
- 主に中大脳動脈からの皮質枝の灌流域。

障害されると…
ウェルニッケ失語（感覚性失語）を生じる。

内包　internal capsule

- 「くの字」型をしている。
- 内包の後部には，随意運動の主要経路となる錐体路が通っている。

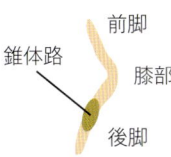
前脚
錐体路　膝部
後脚

- 線条体動脈群や前脈絡叢動脈の灌流域。

障害されると…
典型的な片麻痺を呈しやすい。

視床　thalamus

- 感覚の中継路。このほか，意識の維持，睡眠・覚醒リズムに重要な役割をもつ。
- 主に後大脳動脈からの穿通枝の灌流域。

障害されると…
片側障害で，半身の感覚障害を呈しやすい。

一次視覚野

- 後頭葉の内側に位置する。
- 後大脳動脈の灌流域。

障害されると…
片側障害では，半盲を生じる。

第Ⅰ章　基底核レベル

放線冠レベル
── 側脳室体部がみえるレベル

特徴

バナナのような形をした脳室体部が目印です。
この断面には，脳梗塞の好発部位である放線冠があります。また，皮質領域には頭頂連合野があります。

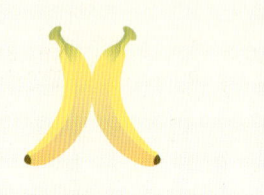

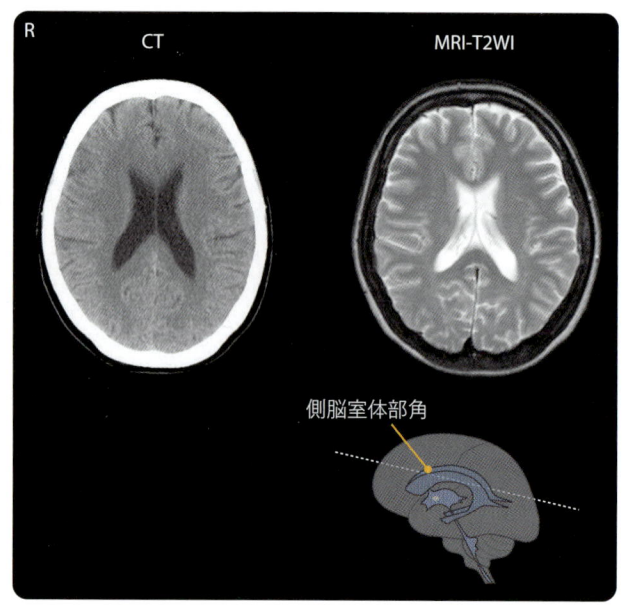

側脳室体部角

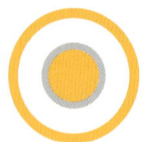

放線冠　corona radiata

- 運動線維を含む錐体路や感覚線維が通っている。
- 中大脳動脈や前大脳動脈からの皮質枝，線条体動脈群などの灌流域。
- 脳梗塞の好発部位。

障害されると...
片麻痺や半身の感覚障害などを生じる。

頭頂連合野　parietal association area

- 下頭頂小葉（角回，縁上回），上頭頂小葉などを含む。
- 体性感覚，視覚，聴覚など，各種感覚を統合処理する役割を担っている。
- 主に中大脳動脈からの皮質枝の灌流域。

障害されると...
失行，失認，失読・失書などのさまざまな高次脳機能障害を生じる。

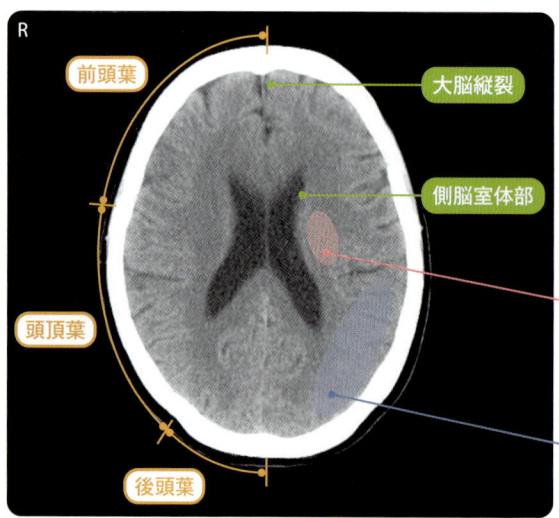

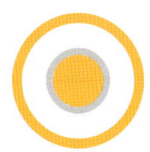
半卵円中心レベル
―― 側脳室体部がみえなくなるレベル

特徴

「卵」のような形が目印です。放線冠断面の少し上で，側脳室がみえなくなる断面です。

ここで押さえておきたいのは，脳梗塞の好発部位である半卵円中心と，さまざまな高次脳機能障害を生じる頭頂連合野です。

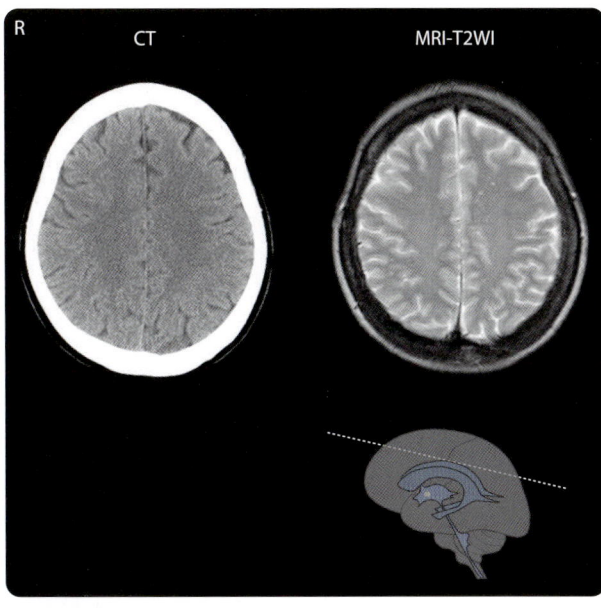

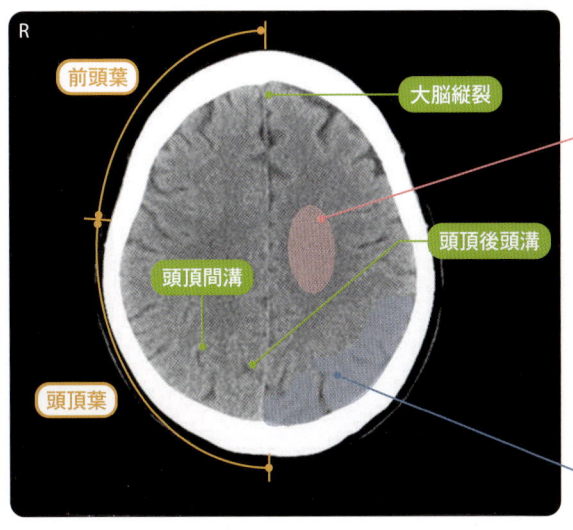

半卵円中心　centrum semiovale

- 運動線維を含む錐体路や感覚線維が通る。
- 主に前大脳動脈や中大脳動脈からの皮質動脈の灌流域。
- 脳梗塞の好発部位。

障害されると…
顔面の麻痺や片麻痺，半身の感覚障害などを生じる。

頭頂連合野　parietal association area

- 下頭頂小葉（角回，縁上回），上頭頂小葉などを含む。
- 体性感覚，視覚，聴覚など，各種感覚を統合処理する役割を担っている。
- 主に中大脳動脈からの皮質枝の灌流域。

障害されると…
失行，失認，失読・失書などのさまざまな高次脳機能障害を生じる。

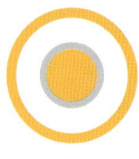 頭頂部の脳溝が目立つレベル

特徴

「洋ナシ」のような形が目印です。
この断面の皮質領域には，中心前回や，中心後回，頭頂連合野があります。

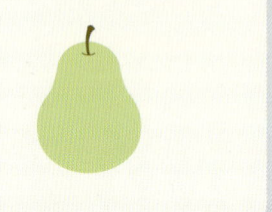

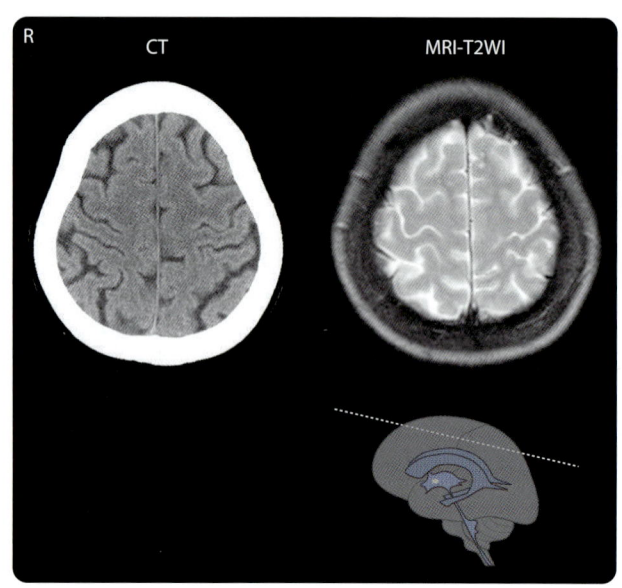

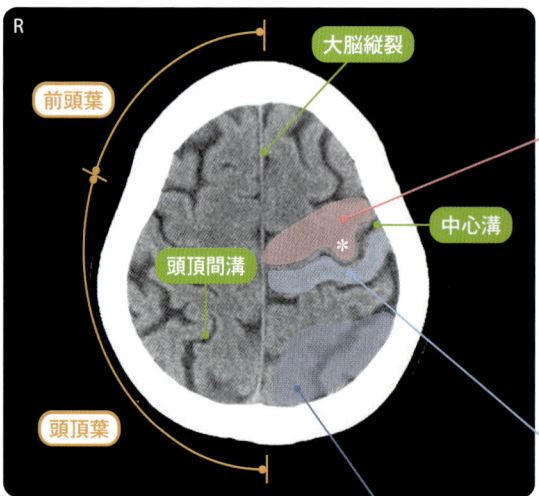

中心前回　precentral gyrus

- 一次運動野が存在する。
- 逆Ω形の凸部分（*）は手の領域。下肢の運動領域は，半球の円蓋部〜半球内側にかけて存在する。
- 中大脳動脈や前大脳動脈からの皮質枝の灌流領域。

障害されると…
部分的障害により手の麻痺など，限局性麻痺を生じる。

頭頂連合野　parietal association area

- 下頭頂小葉（角回，縁上回），上頭頂小葉などを含む。
- 各種感覚を統合処理する役割を担っている。
- 主に中大脳動脈からの皮質枝の灌流域。

障害されると…
失行，失認，失読・失書などの高次脳機能障害を生じる。

中心後回　postcentral gyrus

- 一次感覚野が存在する。
- 支配領域の分布などは中心前回と類似している。

障害されると…
部分的障害により手の感覚障害など，限局性の感覚障害を生じる。

中脳レベル
── 側脳室下角がみえるレベル

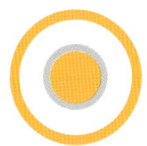

特徴

「笑った顔」のような形が目印です。

この断面には，脳幹の中脳下部，前頭葉，側頭葉の下部があります。側脳室下角に接する側頭葉内側には，海馬があります。また，ウィリス動脈輪が存在する脳底槽があり，しばしば中大脳動脈や脳底動脈がみえます。

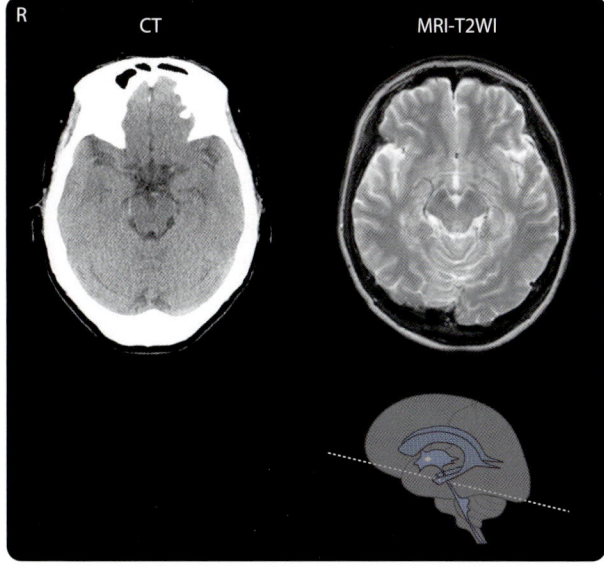

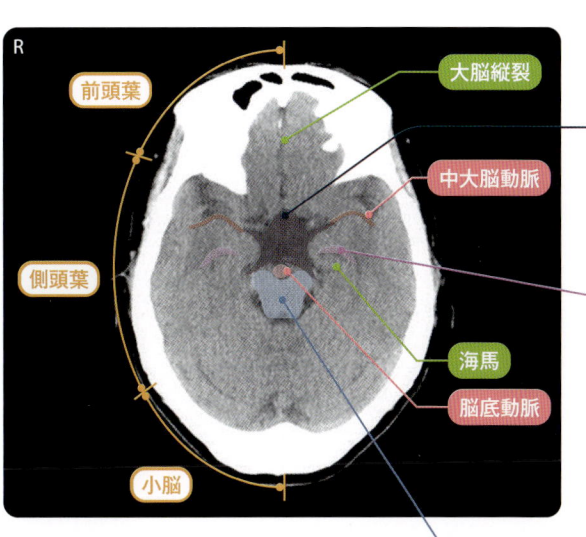

脳底槽 basal cistern

- 5角形（ダビデの星，ペンタゴンのような形）をした部位が目印。
- ウィリス動脈輪が存在し，動脈瘤，くも膜下出血の好発部位。
- 中大脳動脈や脳底動脈が観察され，脳梗塞の急性期では動脈の血栓像がみられることがある。

側脳室下角 inferior horn of lateral ventricle

- 笑った時の眼にみえる部分。
- 水頭症では早期に拡大するため，脳卒中急性期には注意して観察すべき部位の1つ。

中脳 midbrain
- 腹側（ネズミの耳の部分）は大脳脚，背側（ネズミの口のあたり）は中脳被蓋。
- 動眼神経が起始する部位。
- 鉤ヘルニアで圧迫される。

障害されると…
動眼神経麻痺を生じる。片側の大脳脚の障害で，片麻痺を生じる。

橋レベル

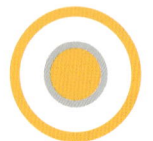

特徴

「てるてる坊主」の頭のような形が橋です。
このほか，側頭葉，小脳，第四脳室をみることができます。

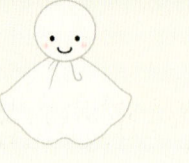

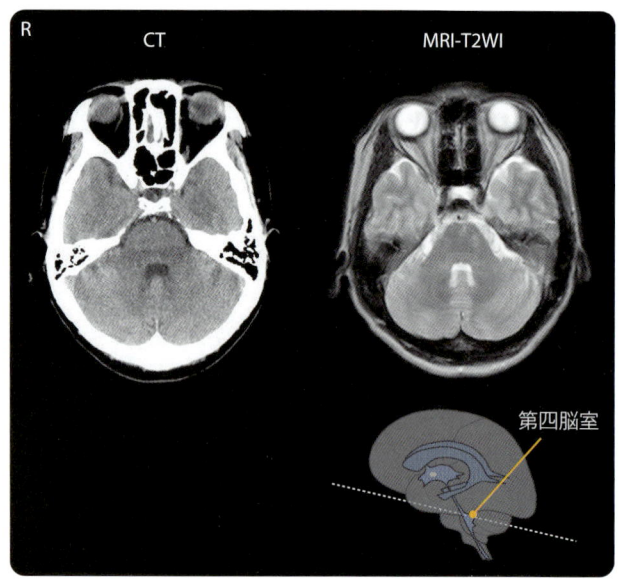

第四脳室

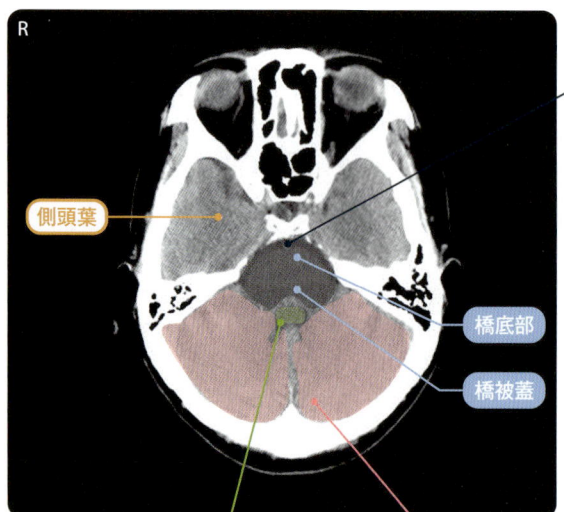

側頭葉
橋底部
橋被蓋

橋　pons
- 「てるてる坊主」の頭のような形が目印。
- 腹側は橋底部，背側は橋被蓋という。
- 橋底部には錐体路が通り，背側には感覚路や小脳路が通っている。
- 高血圧性脳出血や branch atheromatous disease（BAD）と呼ばれる脳梗塞の好発部位。

障害されると…
片側の障害では片麻痺，両側の障害では四肢麻痺を呈する。感覚障害や運動失調，眼球運動障害を生じることもある。めまいや構音障害は高率に出現する。

第四脳室　fourth ventricle
- この部分が閉塞すると，水頭症の原因となる。

小脳　cerebellum
- 運動の協調，筋緊張の維持や平衡機能に関与している。
- 高血圧性脳出血の好発部位。

障害されると…
眼振，構音障害，歩行障害などの小脳性の運動失調（小脳性運動失調）がみられる。めまいを生じることが多い。

延髄レベル

特徴

「蝶」のような形が目印です。この断面では，延髄と小脳が確認できます。

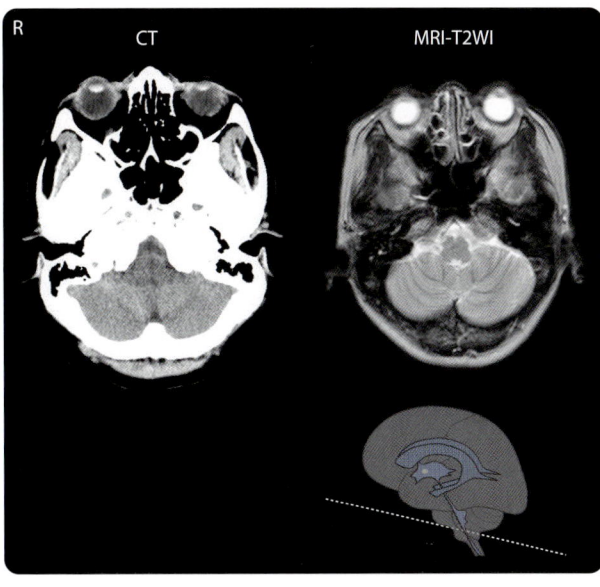

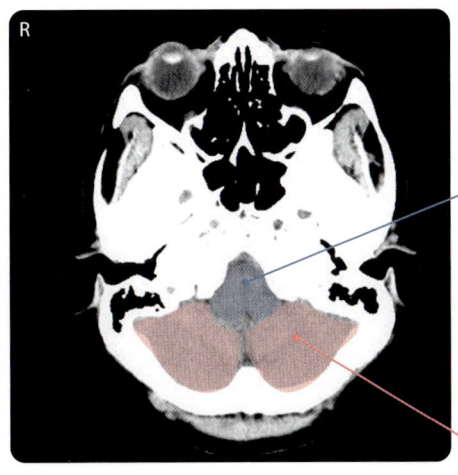

延髄　medulla oblongata

・呼吸・循環の中枢が存在し，生命維持に重要な部位。
・頭頸部の感覚や運動に関与する脳神経核や，高位の中枢と感覚あるいは運動の情報を交換する神経路が存在する。

障害されると…

障害が延髄の呼吸・循環中枢に及べば，生命に関わる。外側の障害では，ワレンベルク症候群を生じる。

小脳　cerebellum

・運動の協調，筋緊張の維持や平衡機能に関与している。
・高血圧性脳出血の好発部位。

障害されると…

眼振，構音障害，歩行障害などの小脳性の運動失調（小脳性運動失調）がみられる。めまいを生じることが多い。

II

脳画像検査の基本

脳画像検査の種類と特徴

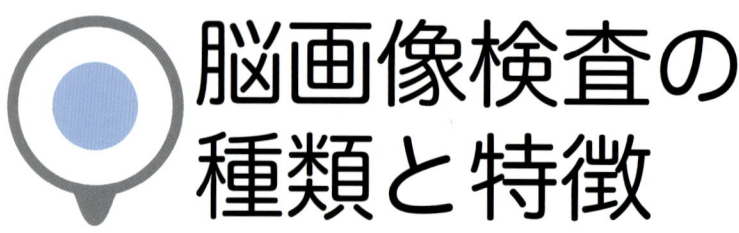

形態画像検査

CT 検査⇒ p.16

　脳卒中の急性期では，出血性脳卒中と虚血性脳卒中との鑑別のために重要です。

　造影剤を使用しない単純 CT と，造影剤を使用する造影 CT があります。造影 CT は，脳腫瘍との鑑別などで実施するほか，脳血流動態を観察する場合に行われることもあります。

　色調は，脳実質と比較して，低～高吸収域と表現します。急性期の脳出血は高吸収域，脳梗塞は低吸収域に写ります。ただし，病期によって写りかたが異なるため，臨床経過を考慮に入れつつ判断します。

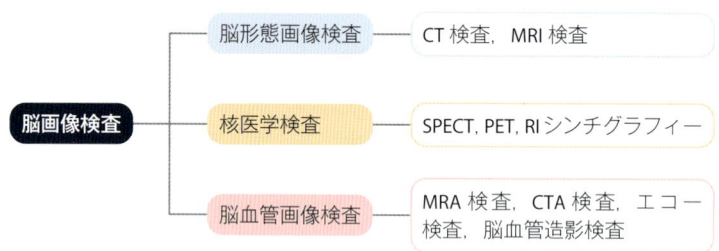

MRI 検査⇒ p.18

　CT 検査で異常がない場合でも，脳梗塞などの虚血性脳卒中を疑う時に行います。

　色調は，脳実質と比較して，低～高信号域と表現します。MRI 検査には多くの撮像法があり，写りかたが異なります。

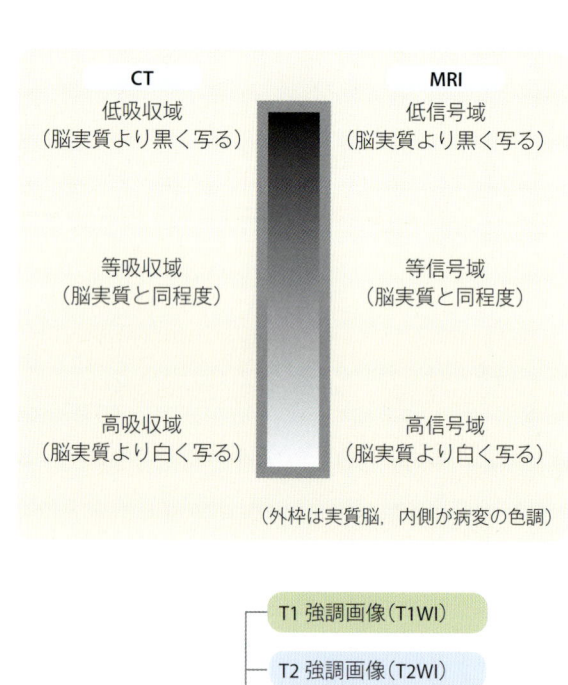

脳血管画像検査

MRA（MR angiography）検査 ⇒ p.25

血管の状態を観察する目的で実施します。閉塞や狭窄した血管を観察することが可能です。

CTA（CT angiography）検査 ⇒ p.25

造影剤を使用しなければならない点で，MRA検査よりも侵襲的です。しかし，小さな動脈瘤の検出，血管壁の石灰化病変の評価は，CTA検査のほうが優れているとされています。

MRA検査が行えない患者などでは，代用としてCTA検査を実施することがあります。

超音波検査

特定の部位の血管の状態を観察したり，狭窄度や流速を評価する目的で実施します。脳卒中診療における超音波（エコー）検査としては，頸動脈エコー，経胸壁心エコー，経食道心エコー，経頭蓋エコー，下肢静脈エコーなどがあります。

脳血管造影検査

血管狭窄などの形態的評価や，側副血行路などの血流動態を評価することが可能です。カテーテルによる血管内治療や外科的血管治療の際には，治療の重要な位置を占めます。

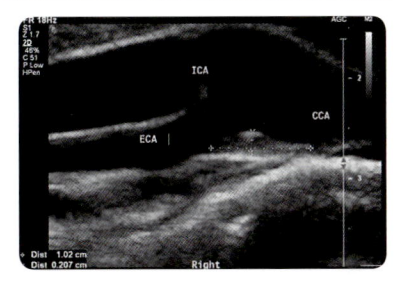

造影剤なしでもOK　　造影剤が必要

頸動脈エコーの1例　　脳血管（頸動脈）造影検査の1例

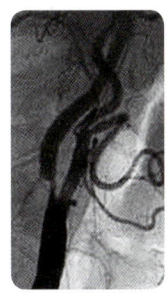

核医学検査

脳の循環動態，ダイアモックス®負荷による循環予備能などを評価する検査です。

脳卒中診療では，血行再建術の適応を検討する際に有用です。

^{123}I-IMP-SPECT画像の1例

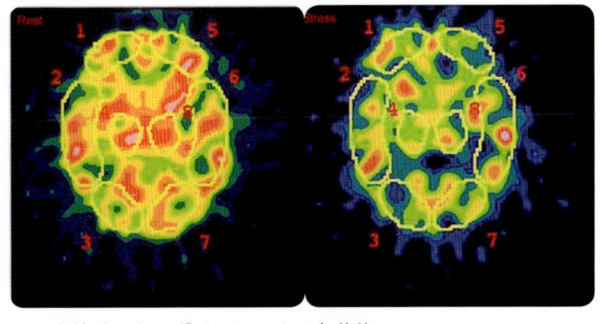

左：安静時，右：ダイアモックス負荷後

CTの読みかた

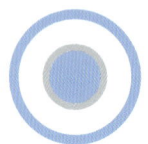

脳梗塞の場合

　脳梗塞の超急性期は，CTではっきりとらえることができません。したがって，CTで異常がない場合でも脳梗塞の可能性は否定できません。CTで異常がなくても，発症経過や神経症候から脳梗塞を疑う場合には，MRI検査を検討します。
　発症翌日には淡い低吸収域がみられ，時間が経過すると低吸収域が明瞭になってきます。なお，early CT signと呼ばれる軽微な所見は，発症から数時間でとらえられることがあります。

POINT!
　発症直後の脳梗塞は，CTでは確認できません。

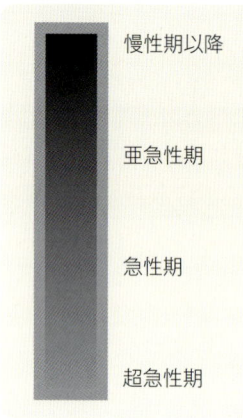

慢性期以降
亜急性期
急性期
超急性期

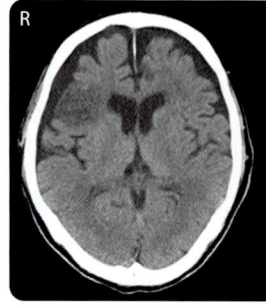
発症翌日

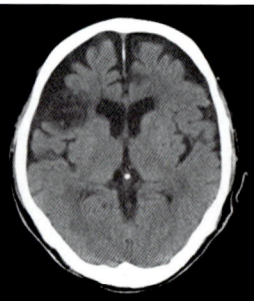
10日後

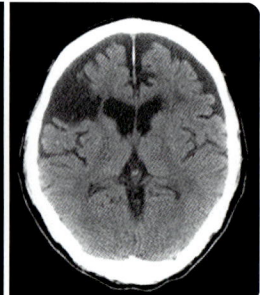
2か月後

徐々に低吸収域が明瞭になっている

---

column　Fogging effect

　CT像において，梗塞巣の低吸収が2週間前後してから一次的に不明瞭化することがあります。これはfogging effectと呼ばれる現象で，時に注意が必要です。
　なお，この時期には造影CTで病変部が増強されます。

脳出血の場合

発症直後から高吸収を呈します。時間の経過とともに出血は吸収され，脳梗塞のように低吸収を呈するようになります。

陳旧性脳出血と陳旧性脳梗塞では形態的な違いはありますが，両者の区別は紛らわしいため注意が必要です。

POINT !

発症直後から病変を確認できます。

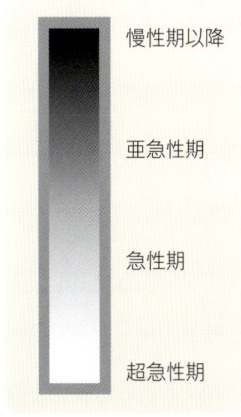

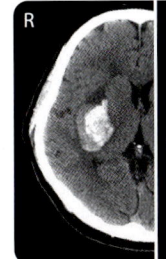

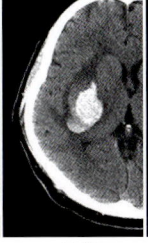

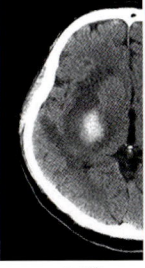

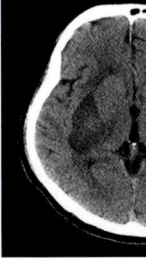

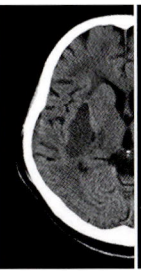

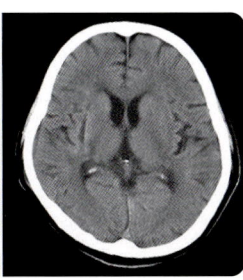

慢性期以降
亜急性期
急性期
超急性期

R
発症当日
2 日後
10 日後
1 か月後
1 か月半後
3 か月後

時間が経つにつれ，出血は吸収され，低吸収を示すようになる。
このため，陳旧性脳出血と陳旧性脳梗塞を見分けにくい

column Early CT sign

脳梗塞の超急性期では，単純 CT で軽微な変化が認められることがあります。これを early CT sign といいます。主なものに，

①基底核(＊)の濃度低下，輪郭不明瞭化
②島回皮質(►)の濃度低下，灰白質／白質の境界不明瞭化
③脳回(⁛)の腫脹，脳溝の消失

などがあります。このほか，閉塞動脈が高吸収域を示している場合には，hyperdense artery(閉塞している動脈名が入ります) sign(→)と呼ばれ，なかでも閉塞動脈が点状の高吸収を示している場合には，artery (閉塞している動脈名が入ります)dot sign と呼ばれます(→)。

Early CT sign は血栓溶解療法の適応を考えるうえで重要な所見で，これが広範囲に認められる場合には適応になりません。

R

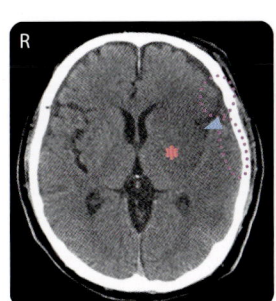

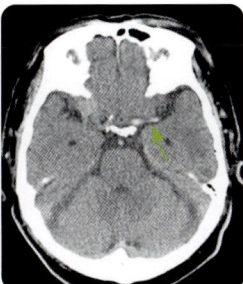

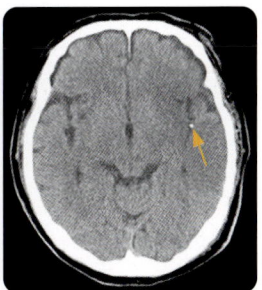

MRI の読みかた

T2WI

T2 強調画像（T2 weighted image）

脳梗塞

　微小な脳梗塞を確認できます。ただし，超急性期病変の検出はできません。脳梗塞が描出された後は，一貫して高信号を呈します。

脳出血

　発症後の時間経過によって，色調は複雑に変化します。慢性期には低信号を呈します。慢性期の脳梗塞との鑑別には，病歴や病変の形態・部位，他の撮像所見も参考にします。

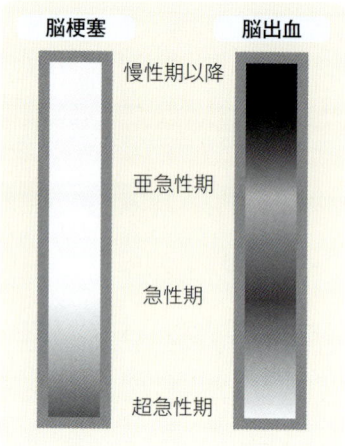

T2*WI

T2* 強調画像
（T2 star weighted image）

脳出血

　脳出血，特に陳旧性脳出血の検出に鋭敏な検査です。色調の見かたは T2WI と同じです。

　ここで検出される微小な脳出血は cerebral microbleed（CMB）と呼ばれ，脳出血の独立した危険因子とされています。

FLAIR

水抑制画像
（fluid attenuated inversion image）

　基本的には水（脳脊髄液など）を抑制した T2 強調画像で，出血性病変の検出にも有用です。

脳梗塞

　病変は高信号域として描出されます。

DWI

拡散強調画像（diffusion weighted image）

脳梗塞の急性期診断において大きな力を発揮する検査です。

脳梗塞

発症数時間で，病変は高信号として描出されます。陳旧性脳梗塞は高信号を示さないため，急性期脳梗塞との鑑別が可能です。

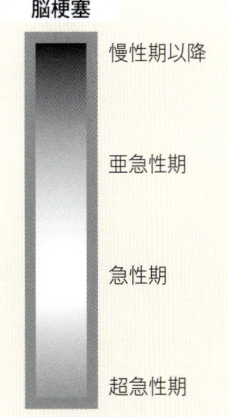

ADC

拡散係数画像（apparent diffusion coefficient image）

DWIとともに，脳梗塞の急性期診断に重要な検査です。

脳梗塞

急性期の脳梗塞では低信号を呈します。一方，周囲の浮腫は高信号を呈します。

POINT！

脳梗塞の急性期では，DWIと反対に低信号を呈します。

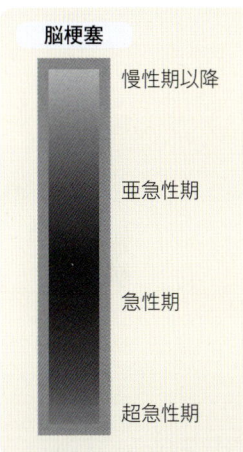

T1WI

T1強調画像（T1 weighted image）

形態的な変化をみる際に有用です。CTとよく似た画像が描出されます。

第Ⅱ章　MRIの読みかた

●MEMO
細胞傷害性浮腫と血管原性浮腫

脳梗塞急性期には，脳血流自動調節能が傷害され，病巣部に脳浮腫が生じる。これは，細胞膜のポンプ機能の消失に基づく細胞毒性浮腫（cytotoxic edema）と，血液脳関門の破綻による血管原性浮腫（vasogenic edema）とが混合した虚血性脳浮腫である。ADC画像においては，前者は低信号，後者は高信号を呈する。

急性期脳梗塞における脳画像所見の比較

● 症例 ●
右の同名性半盲にて来院した，発症後十数時間の急性期脳梗塞患者。左の後頭葉(＊印)が病巣

単純CT
病巣は，低吸収を示している。脳溝が不鮮明で，浮腫状であることから，急性期の脳梗塞と考えられる。

T2WI
淡い高信号を示しているが，やや不鮮明であり，急性期の脳梗塞が示唆される。

FLAIR
脳脊髄液が黒く写り，病巣のみ高信号で表示されており，病巣が明瞭である。

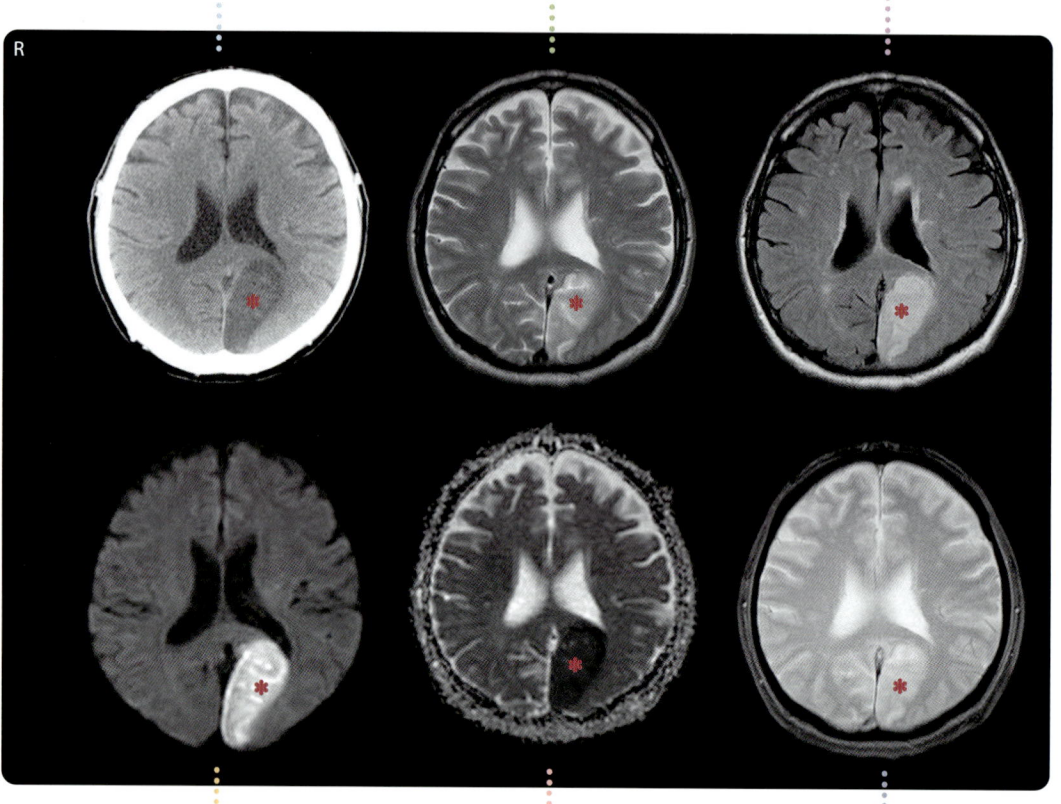

DWI
病巣は明らかに高信号を示しており，これが急性期の脳梗塞所見であることがわかる。

ADC
DWIとは逆に，病巣は低信号を示しており，細胞傷害性浮腫，すなわち梗塞巣と診断できる。

T2*WI
淡い高信号を示しているが，ややわかりにくい。

急性期脳出血における脳画像所見の比較

●症例●
上下肢のしびれで来院した，急性期脳出血患者。左の視床外側(▶印)が病巣

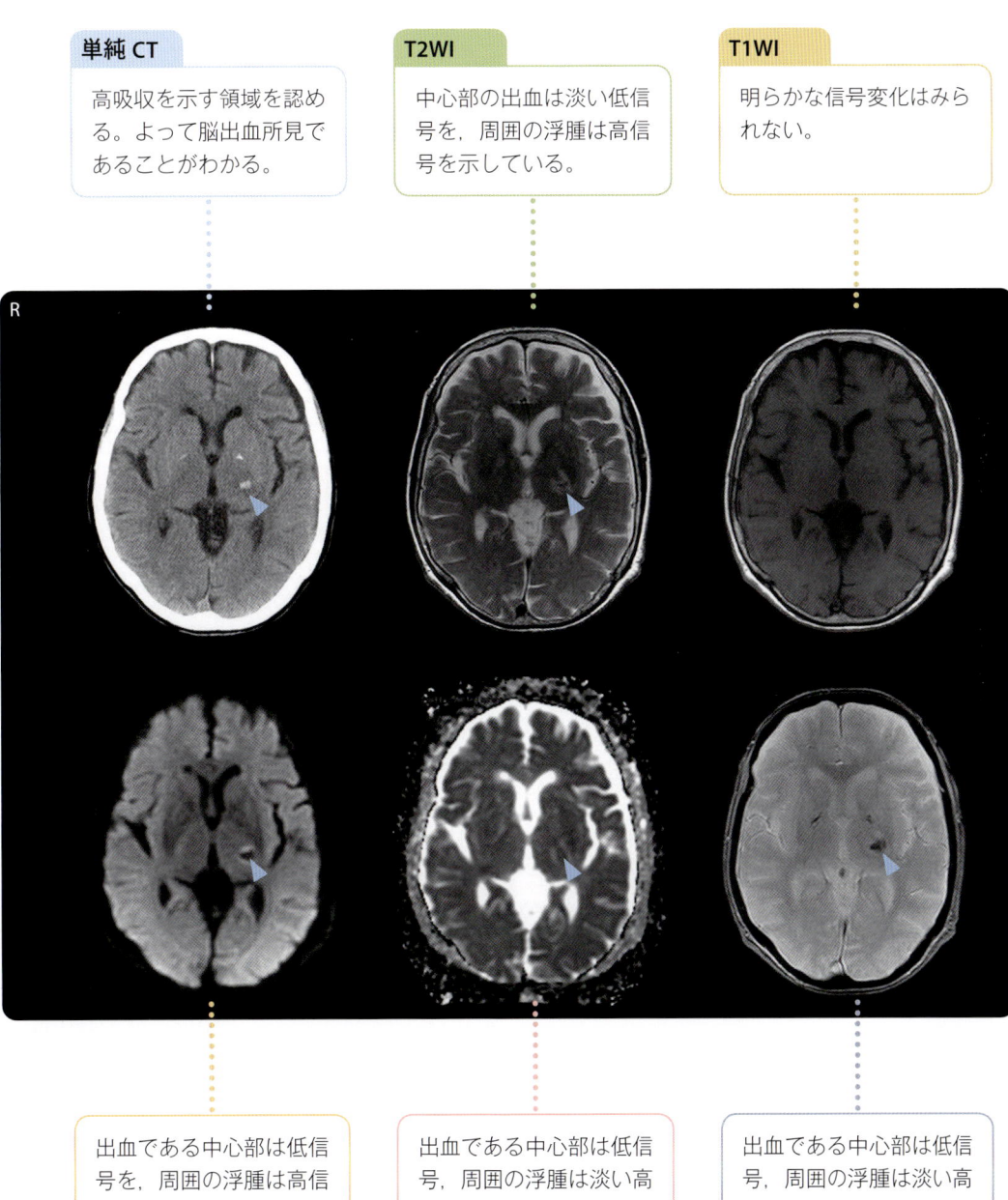

単純CT
高吸収を示す領域を認める。よって脳出血所見であることがわかる。

T2WI
中心部の出血は淡い低信号を，周囲の浮腫は高信号を示している。

T1WI
明らかな信号変化はみられない。

DWI
出血である中心部は低信号を，周囲の浮腫は高信号を示している。

ADC
出血である中心部は低信号，周囲の浮腫は淡い高信号を示している。

T2*WI
出血である中心部は低信号，周囲の浮腫は淡い高信号を示している。

急性期脳梗塞，陳旧性脳梗塞，陳旧性脳出血が混在する MRI 画像

●症例●
右片麻痺を新たに発症した，右片麻痺患者。病変は，右被殻外側と頭頂葉（側脳室後角の左下），ならびに左半球レンズ核～島

T1WI
左大脳半球のレンズ核～島にわずかな低信号域（＊印）がみられる。右半球の病変は，いずれもはっきりとした低信号（▶印）を示しており，陳旧性の病変であることがわかる。

T2WI
両側の大脳半球に多発性の高信号域（＊印）が認められ，いずれも脳梗塞と考えられる。

DWI
左半球のレンズ核～島の病変（＊印）は高信号を示し，急性期の脳梗塞所見であることがわかる。一方，T2WIでみられた右大脳半球の病変は低信号（▶印）を示し，陳旧性の病変であることがわかる。

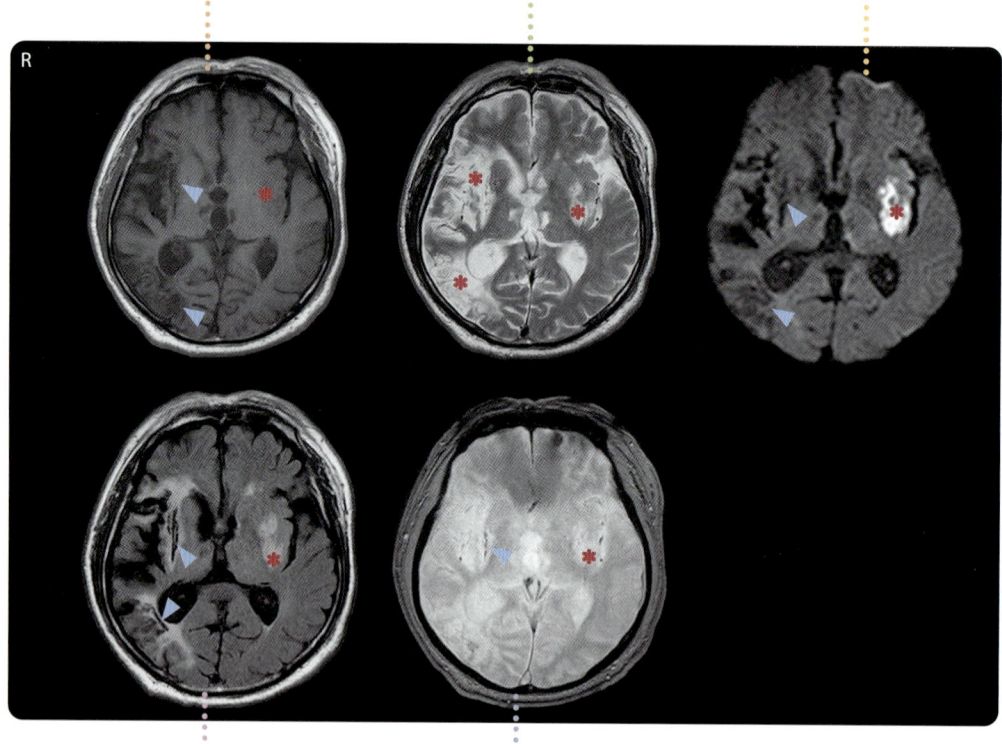

FLAIR
左大脳半球の病変は，高信号（＊印）として確認できる。一方，T2WIでもみられる右大脳半球病変の内部は低信号（▶印）を示している。

T2*WI
左大脳半球のレンズ核～島病変で，わずかに高信号域（＊印）がみられる。右大脳半球の被殻外側（▶印）には低信号を示す線状の部分があり，これが陳旧性の出血であることがわかる。

●POINT●
さまざまな撮像法を組み合わせることで，病巣の性格をよりはっきりさせることができます。

微小脳出血（CMB）の画像所見

● 症例 ●
自覚症状はなく，心疾患のスクリーニング検査の一環で脳画像検査を行ったところ，CMBがみつかった患者。病変は，両側大脳基底核

単純CT
病変は何も写っていない。

T1WI
両側の大脳基底核に，小さな低信号域が散在して認められる。

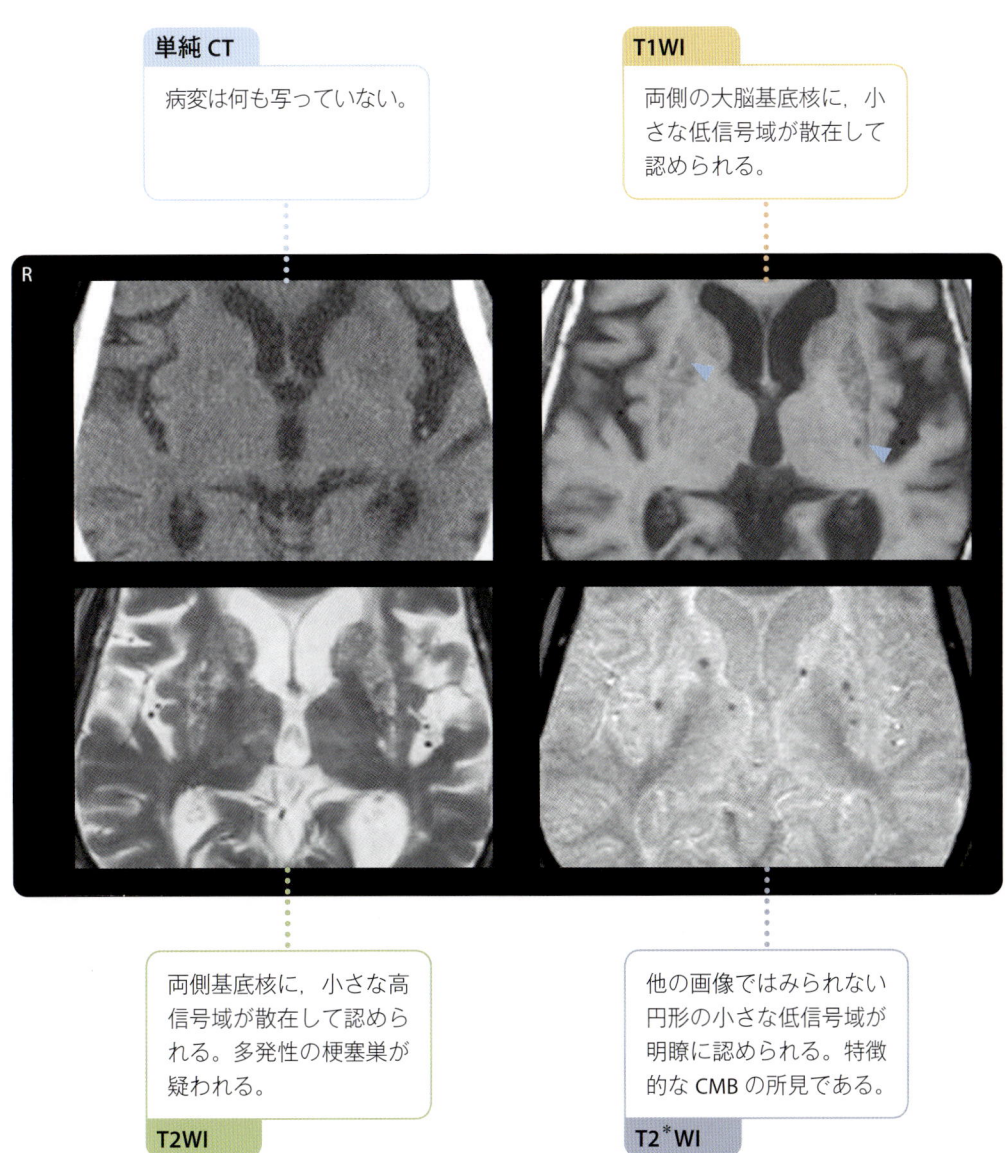

T2WI
両側基底核に，小さな高信号域が散在して認められる。多発性の梗塞巣が疑われる。

T2*WI
他の画像ではみられない円形の小さな低信号域が明瞭に認められる。特徴的なCMBの所見である。

● POINT ●
CMBの多くは，T2*WIで初めて検出されます。

注意！　症状や既往歴とともに画像を読みましょう

下のCTは，突然の右片麻痺と意識障害で受診した患者で，発症から1時間後に撮影したものです。

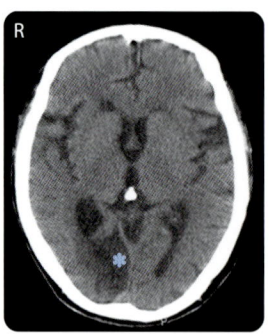

右後頭葉に低吸収域（＊）があるのがわかります。しかし，症状は「右」片麻痺です。この症状を考えると，左の脳に障害があるはずです。では，右後頭葉の低吸収域は何を示しているのでしょうか？　そう，陳旧性の脳梗塞です。

では，今回の右片麻痺と意識障害の病巣はどこにあるのでしょうか？　左の脳をみてみると，出血を示す高吸収域はありません。つまり，脳梗塞を疑う必要があります。しかし，脳梗塞の超急性期では，脳梗塞の病巣をCTではっきりと捉えることができないため，ここでは何も写っていないようにみえるのです。このように，画像だけみてしまうと，大きな誤解をしてしまうことがあります。必ず，目の前の患者の症状も踏まえて画像をみていく必要があります。

では，発症2日後のCTをみてみましょう。

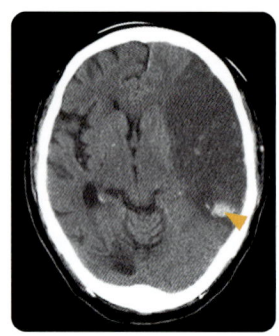

左の大脳半球に広範囲の低吸収域がみられ，脳梗塞の所見が明確です。

なお，黒く写る低吸収域の中に白く写る高吸収域（◀）は，出血性梗塞が生じたことを意味する所見です。

column　出血性梗塞

脳梗塞を起こした後に数日たってCTを撮影すると，脳梗塞内に出血が現れていることがあります。これを出血性梗塞と呼びます。

脳梗塞後，つまっていた血栓が溶けて血流が再開した際に，脆弱な血管から血液が漏れることなどによって起こります。塞栓性の脳梗塞の半数以上でみられ，多くは発症後1～3日ほどで生じます。軽微なものでは症状の変化が現れませんが，血栓溶解療法などにより大きな出血を合併した際には，重篤な状態に至ることもあります。脳梗塞の経過中において，神経症状が急に悪化した際には，出血性梗塞という病態も考慮しておくことが必要です。

MRA・CTA と脳血管

●●● 脳の血管走行

　脳血管は脳の前方を支配する前方循環系と，後方を支配する後方循環系とがあります。

　前方循環系には内頸動脈（ICA）と，そこから分岐する前大脳動脈（ACA），中大脳動脈（MCA），さらにそれらから分岐する動脈が含まれます。後方循環系には椎骨動脈（VA），脳底動脈（BA），およびそれらから分岐する動脈が含まれます。

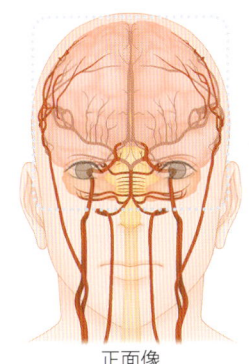

正面像

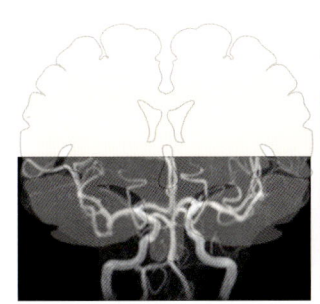

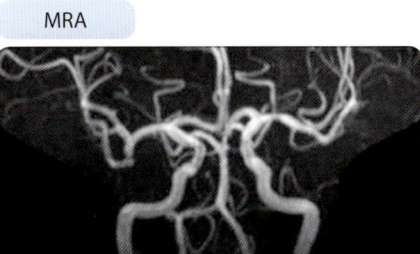

MRA

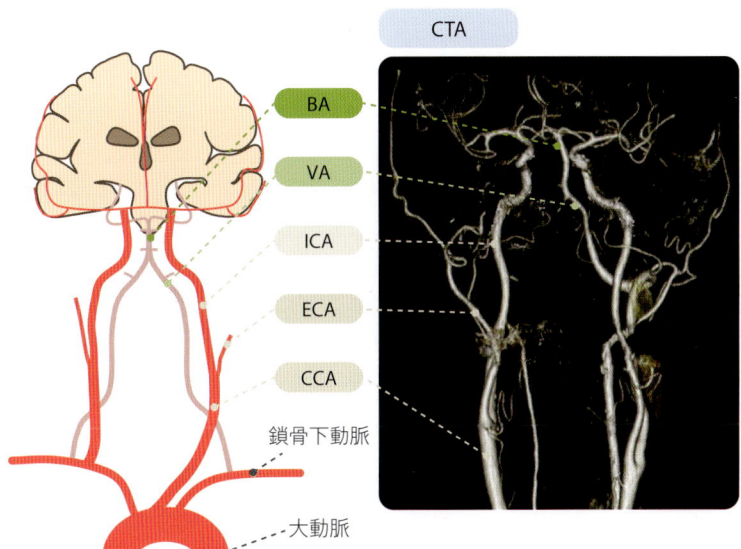

CTA

BA：basilar artery（脳底動脈）
CCA：common carotid artery（総頸動脈）
ECA：external carotid artery（外頸動脈）
ICA：internal carotid artery（内頸動脈）
VA：vertebral artery（椎骨動脈）

●●● 内頸動脈からの分枝

　内頸動脈（ICA）から前大脳動脈（ACA），中大脳動脈（MCA）が分岐する以前に眼動脈（OA），後交通動脈（Pcom），前脈絡叢動脈（AChA）が分岐します。このため，内頸動脈狭窄症では眼動脈（OA）の虚血により視力障害を生じることがあります。

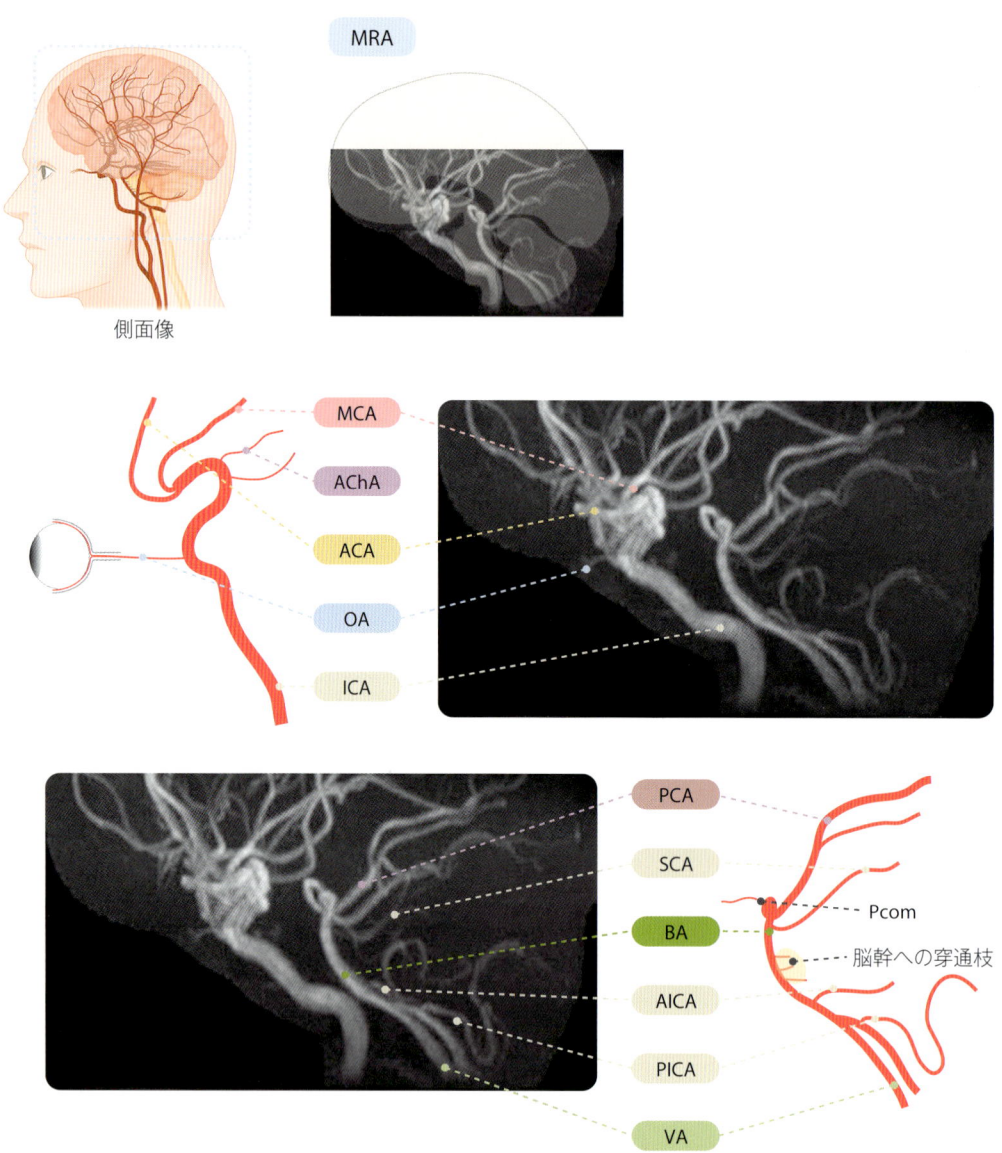

●POINT●
MRAでは，多くの場合AChAやOAは正常でも描出されません。
提示したMRA像ではPcomは写っておらず，Pcomの発達が悪いことなどが考えられます。このように，脳血管には個々人でバリエーションがあります。

ウィリス動脈輪

ウィリス動脈輪は，脳底部で前交通動脈(Acom)，前大脳動脈(ACA)，内頸動脈(IC)，後交通動脈(Pcom)，後大脳動脈(PCA)で形成されています。下から見たMRA所見で確認できます。

左右の頸動脈や椎骨-脳底動脈とも連絡しています。脳動脈瘤の好発部位です。

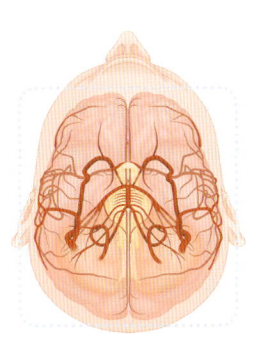

下面像

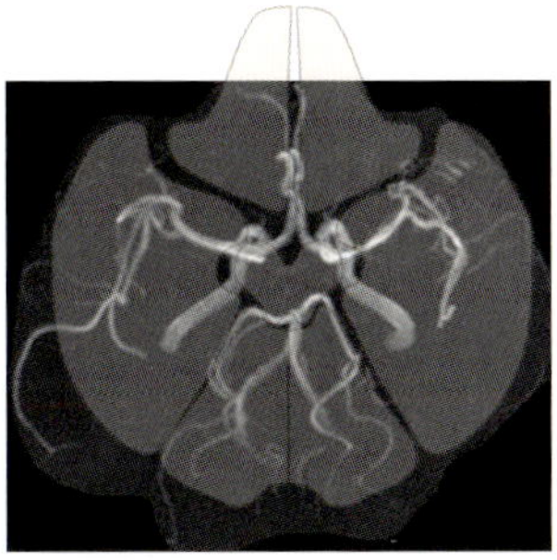

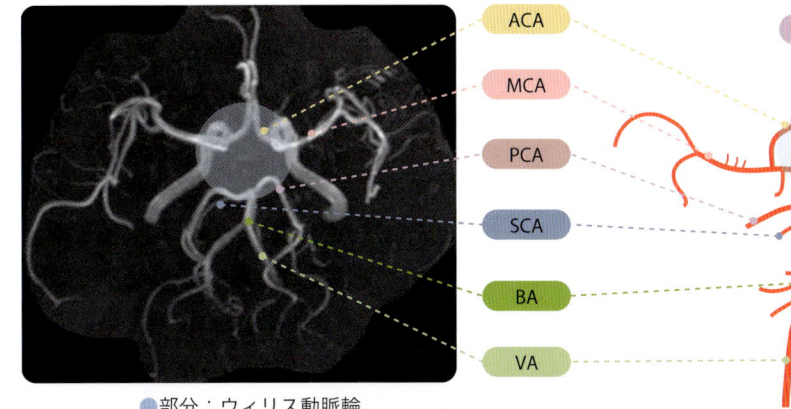

●部分：ウィリス動脈輪

● POINT
通常，ASAやLSAはMRAでは描出されません。提示したMRA像では，Pcomは写っておらず，Pcomの発達が悪い場合もあります。

ACA：anterior cerebral artery（前大脳動脈）
AChA：anterior choroidal artery（前脈絡叢動脈）
Acom：anterior communicating artery（前交通動脈）
AICA：anterior inferior cerebellar artery（前下小脳動脈）
ASA：anterior spinal artery（前脊髄動脈）
BA：basilar artery（脳底動脈）
IC：internal carotid artery（内頸動脈）
LSA：lenticulostriate artery（レンズ核線条体動脈）
MCA：middle cerebral artery（中大脳動脈）
OA：ophthalmic artery（眼動脈）
PCA：posterior cerebral artery（後大脳動脈）
Pcom：posterior communicating artery（後交通動脈）
PICA：posterior inferior cerebellar artery（後下小脳動脈）
SCA：superiror cerebellar artery（上小脳動脈）
VA：vertebral artery（椎骨動脈）

前方循環系（MRAと原画像の対比）

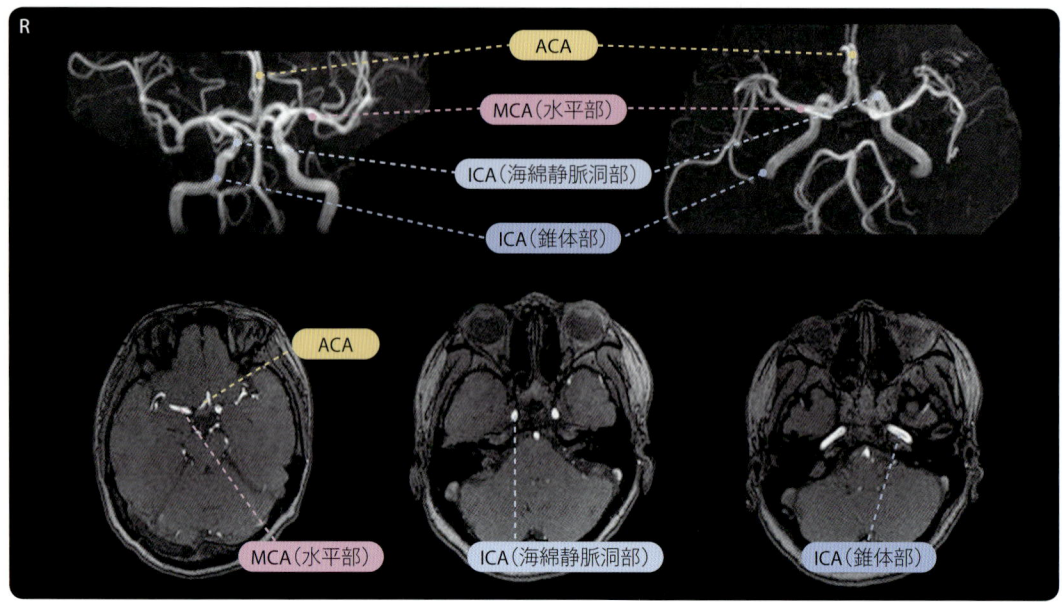

＊MRAでは，下段の原画像を元に三次元画像（上段）がつくられる。

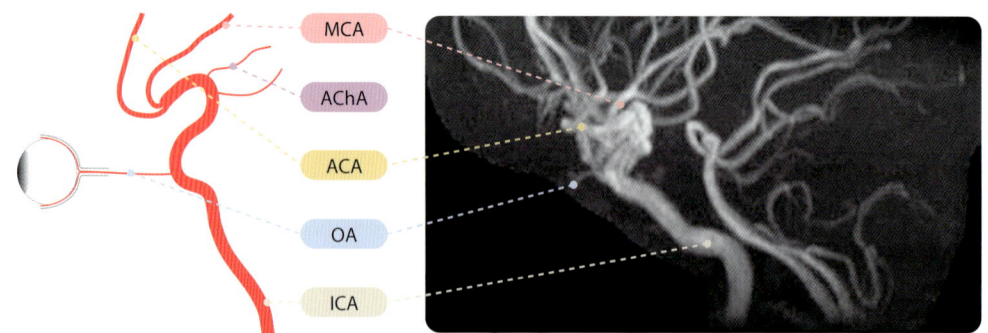

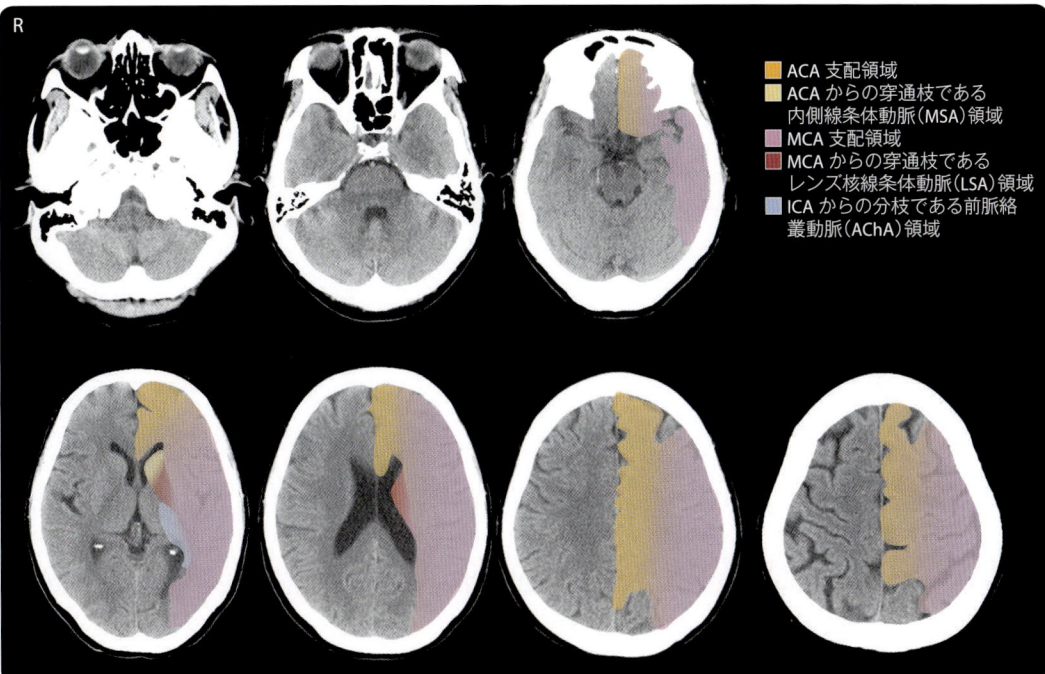

前大脳動脈(ACA)支配領域

・MCA や PCA 領域に比べ，脳梗塞の頻度は低い。

閉塞すると…
下肢に強い麻痺を生じ，尿失禁などがみられる。

中大脳動脈(MCA)支配領域

・心原性脳塞栓症のうち，最も頻度が高い(7 割以上)。

閉塞すると…
皮質症状を呈することが多く，優位半球の梗塞では，失語症を高頻度に伴う。

内頸動脈(ICA)支配領域

・椎骨動脈(VA)とともに脳に分布する主要な動脈で，脳の 2/3 を灌流している。

閉塞すると…
完全な閉塞により ICA から分岐する血管の領域のすべてに梗塞をきたした場合には，高度の意識障害を伴うことが多く，脳ヘルニアを起こして死亡するなど予後は不良。

● MEMO
皮質症状
大脳皮質が障害されることにより生じる症状。失語，失行，失認，半側空間無視など，いわゆる高次脳機能障害が代表的で，症状は障害部位により異なる。

後方循環系（MRA と原画像の対比）

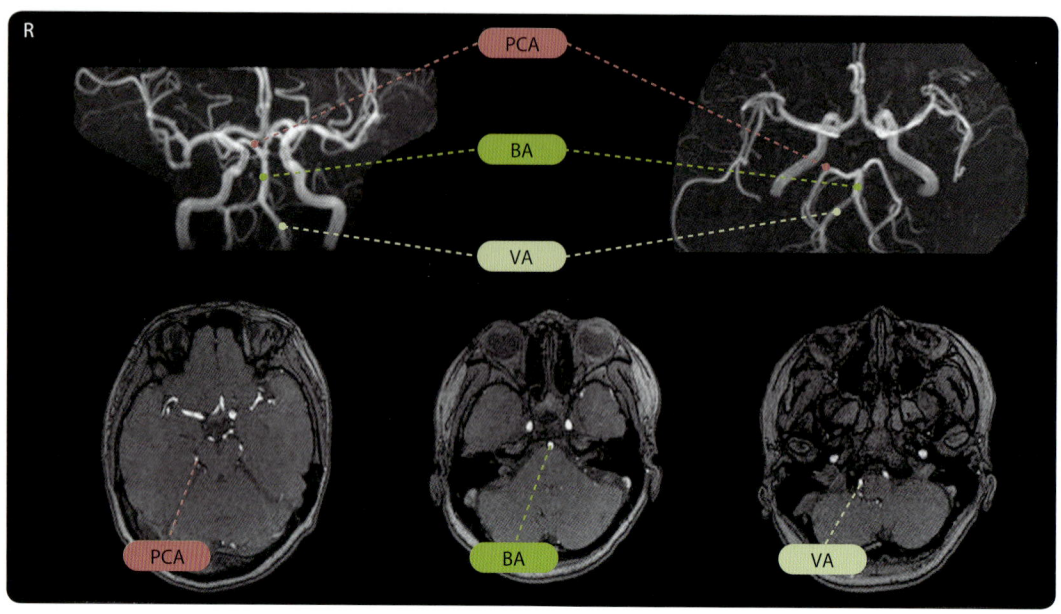

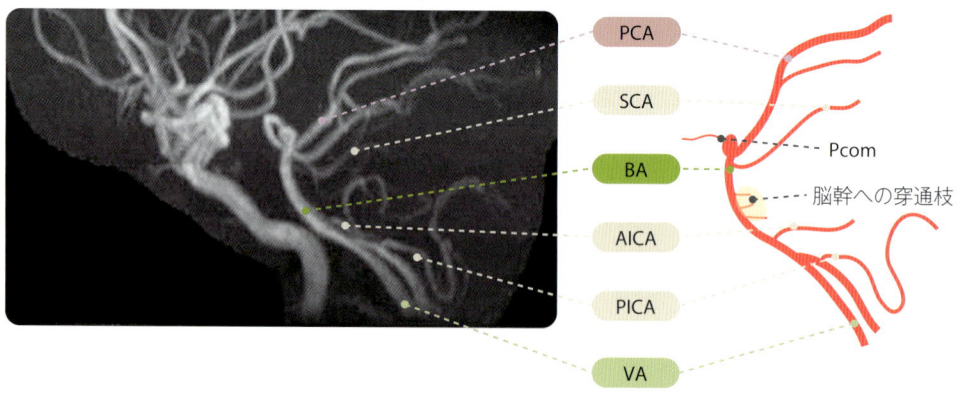

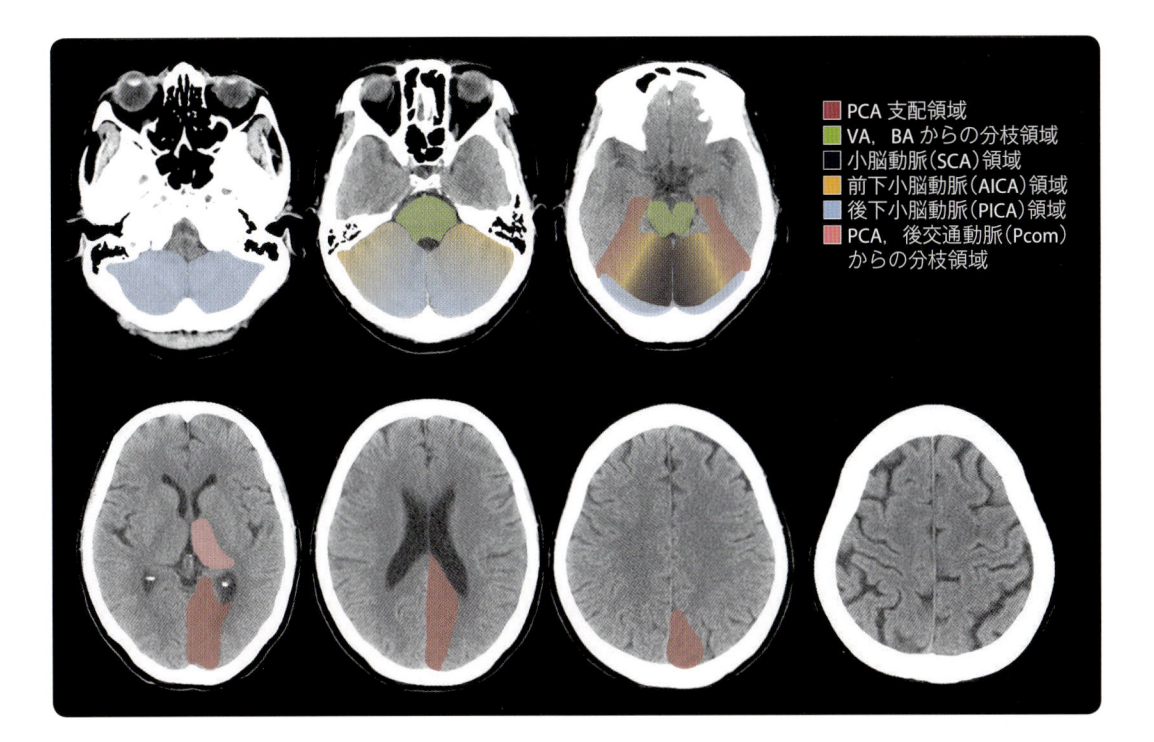

凡例:
- ■ PCA支配領域
- ■ VA，BAからの分枝領域
- □ 小脳動脈(SCA)領域
- ■ 前下小脳動脈(AICA)領域
- ■ 後下小脳動脈(PICA)領域
- ■ PCA，後交通動脈(Pcom)からの分枝領域

椎骨動脈(VA)・脳底動脈(BA)支配領域

脳幹と小脳のほか，後頭葉，側頭葉の一部，視床を灌流している。

閉塞すると…

さまざまな症状が出現する。
広範に障害されると，意識や生命維持に重要な脳幹部が強く障害されるため，高度の意識障害をきたす。このほか，呼吸・循環系に障害をきたし，予後は不良。

後大脳動脈(PCA)支配領域

主に後頭葉を灌流しているが，視床の一部も灌流している。

閉塞すると…

後頭葉が位置する視覚野が障害されることで，半盲がみられることが多い。
通常，この領域に限局する梗塞では，脳ヘルニアをきたす心配はない。

column 脳卒中診断における脳画像検討の流れ

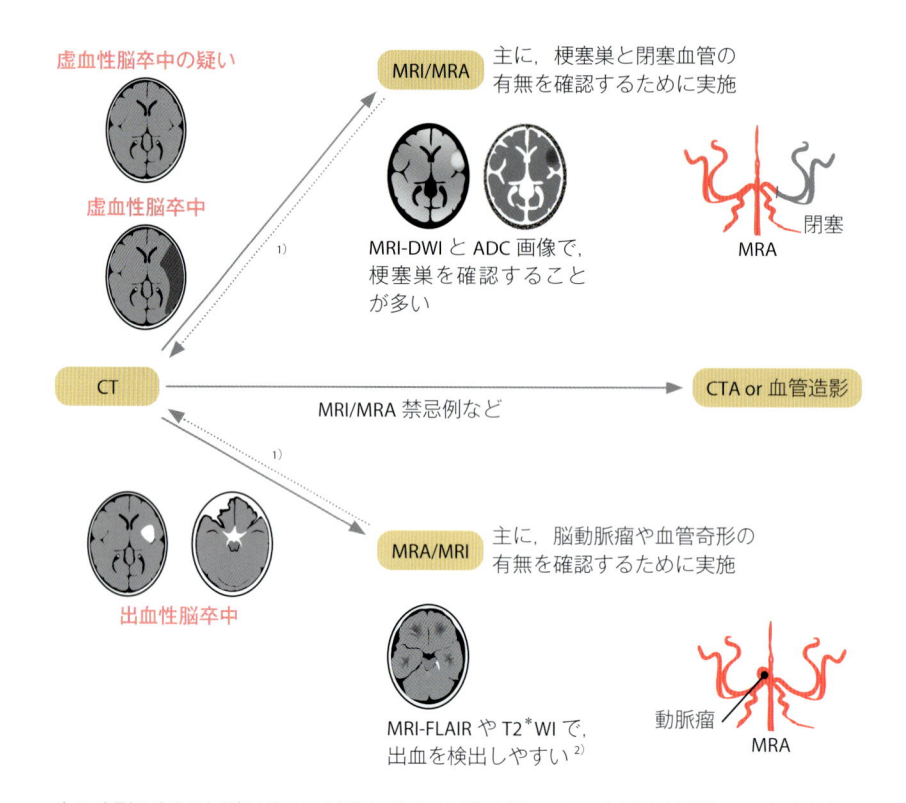

虚血性脳卒中の疑い

虚血性脳卒中

MRI/MRA: 主に，梗塞巣と閉塞血管の有無を確認するために実施

MRI-DWI と ADC 画像で，梗塞巣を確認することが多い

MRA —— 閉塞

CT ——（MRI/MRA 禁忌例など）——→ **CTA or 血管造影**

出血性脳卒中

MRA/MRI: 主に，脳動脈瘤や血管奇形の有無を確認するために実施

MRI-FLAIR や T2*WI で，出血を検出しやすい[2]

動脈瘤　MRA

1) CT を最初に行うことが多いが，MRI を優先して行うことがある（例：MRI で出血が疑われる際に，CT で確認する）。
2) CT で描出しにくい亜急性期の出血が検出されることがある。

III

脳卒中と脳画像

脳卒中における画像検査

脳卒中の分類には，さまざまなものが用いられます。ここでは，臨床現場で最も用いられることの多い，米国の NINDS(National Institute of Neurological Disorders and Stroke) による脳血管障害分類(CVD-Ⅲ，1990)をもとに，下図の分類に沿って解説していきます。

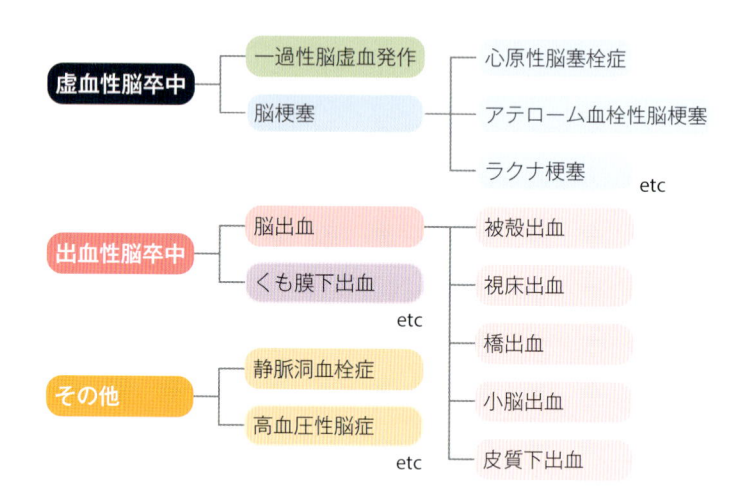

```
虚血性脳卒中 ─┬─ 一過性脳虚血発作      ─── 心原性脳塞栓症
              └─ 脳梗塞                ─── アテローム血栓性脳梗塞
                                        └── ラクナ梗塞
                                                     etc

出血性脳卒中 ─┬─ 脳出血                ─── 被殻出血
              └─ くも膜下出血              ─── 視床出血
                            etc            ─── 橋出血
その他       ─┬─ 静脈洞血栓症             ─── 小脳出血
              └─ 高血圧性脳症              ─── 皮質下出血
                            etc
```

●●● 画像による脳卒中診断の流れ

　突然発症する局所神経症状や頭痛がある場合には，脳卒中を念頭に診断がすすめられます。脳画像診断としては，通常CT検査を行い，まず虚血性か出血性か鑑別します。両者の治療は正反対(血栓の溶解か止血か)となるため，この鑑別が初期診断では不可欠です。

　超急性期の脳梗塞や一過性脳虚血発作は，CTでは描出されません。CTで高吸収域(白)を認めない場合は，虚血性脳卒中を考えます。MRI検査は，CT検査の後，あるいは検査に前後して行われますが，脳梗塞の急性期診断にはMRI，特にMRI-DWIが大変有用です。梗塞と出血との鑑別はMRIでも可能とされ，MRI検査を優先して行う施設もありますが，CTでの区別のほうが容易です。筆者の施設ではCT検査を実施後，MRIなどの検査を検討しています。

　なお，MRI検査が禁忌の場合には，造影CT血管撮影(CTA)，血管造影検査の実施が検討されます。

MRI検査の原則禁忌

下記を装着中の場合
①心臓ペースメーカー
②金属製の心臓人工弁
③人工内耳(移植蝸牛刺激装置)，人工耳小骨
④神経刺激装置(深部脳刺激装置，TENS装置)
⑤除細動装置
⑥骨成長刺激装置
⑦注入ポンプ装着中
⑧義眼や磁力部分が着脱不能な義歯を装着
⑨冠動脈等に磁性体のステント挿入後2か月未満
⑩人工骨頭

フローチャート

症状から脳卒中を疑う
↓
単純CT検査および／またはMRI検査
・脳卒中かどうか？
・虚血性か，出血性か？

来院 → 失語，片麻痺

虚血性
単純CT検査
時間がたてば低吸収域
- 脳梗塞まだ写らず
- 広範な脳梗塞

出血性
発症直後から高吸収域
- 脳出血
- くも膜下出血

↓
MRA，超音波検査，造影CT（CTA），血管造影検査，脳血流シンチ，etc
・血管や血流の状態はどうか？

MRA検査
- 閉塞
- 動脈瘤
- 動静脈奇形

ペナンブラの有無などで，血行再建の適応を検討

出血量や部位，血管病変の有無により外科的治療を検討

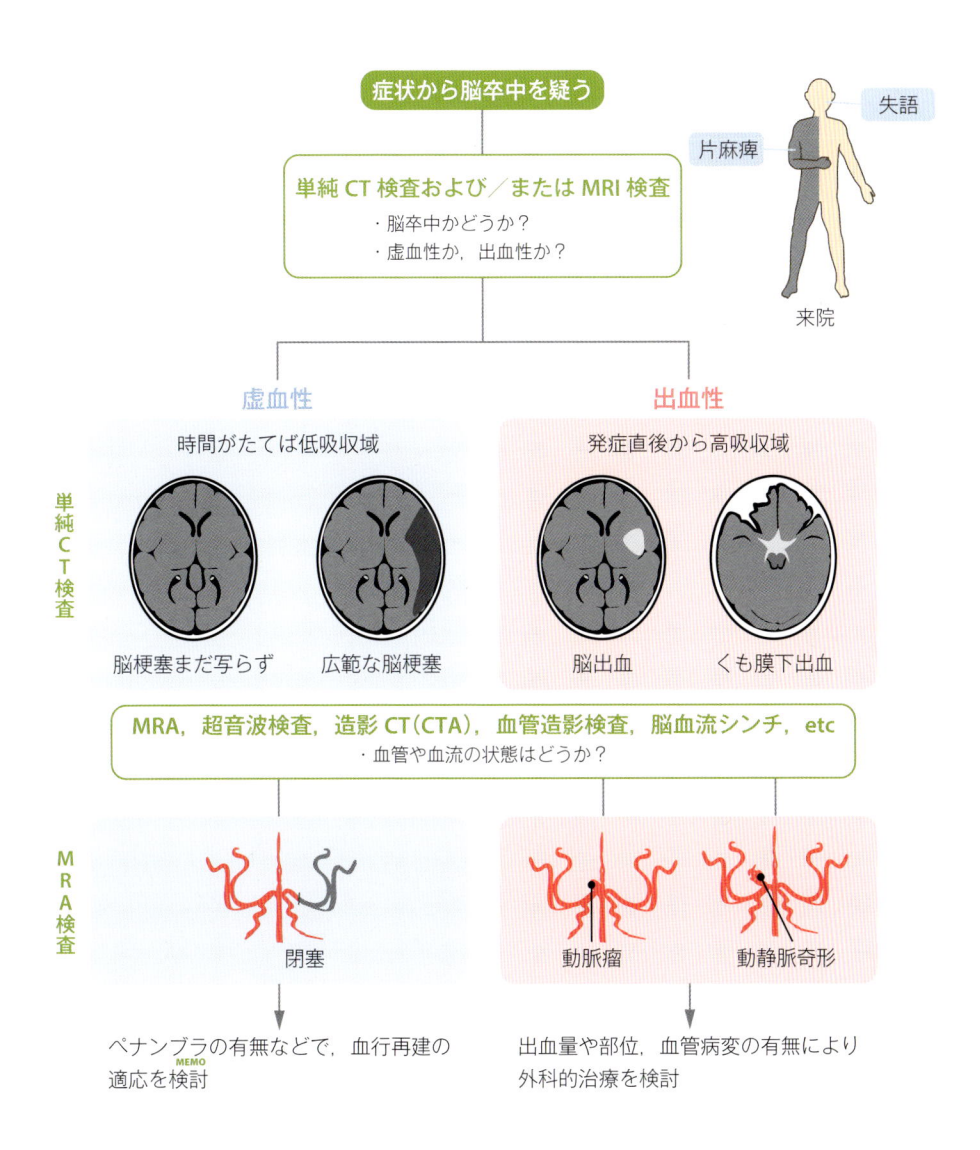

●●● 血管病変の検査

　出血や梗塞は血管病変の結果ですから，原因となる血管病変をみることも重要です．MRA（MRIと同時並行で行うことが多い）や頸部血管エコーは，血管を直接描出し，血管の様子を知ることができ，診断確定や治療選択に関する重要な情報が得られます．ただし，ラクナ梗塞や高血圧性脳出血の原因となる細い血管の病変はとらえることはできません．

　遭遇する頻度は低いですが，静脈性脳血管障害の診断にはMR静脈撮影（MR venography：MRV）や脳血管造影検査を行う必要があります．

● MEMO
虚血性ペナンブラ

　脳は血流が途絶すると，6秒で代謝異常をきたし，2分で機能停止となり，5分で永続的な障害（梗塞）に至る．しかしながら，脳には多くの側副血行があり，特定の血管が完全に途絶しても，脳組織の一部は完全な梗塞に至らずに瀕死状態で存在していることがある．この部分をペナンブラと呼ぶ．梗塞に至った部分は血流が再開しても蘇生しないが，ペナンブラは，早期に血流を再開すれば蘇生が可能である．

第Ⅲ章　脳卒中における画像検査

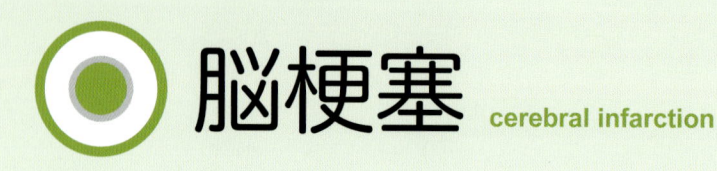

脳梗塞 cerebral infarction

分類

脳血管の閉塞・高度狭窄によって脳血流が低下し，それが一定時間以上続くことで脳組織が障害される状態です。発生機序による分類と，下図のような臨床病型の分類があります。

```
脳梗塞 ─┬─ 心原性脳塞栓症
        ├─ アテローム血栓性脳梗塞
        └─ ラクナ梗塞
                            etc
```

特徴

脳梗塞では，何らかの神経症状が突然に出現します（起床時に気づくことが多いです）。症状は片麻痺が典型ですが，脳梗塞の部位によりさまざまです。発症様式は病型により多少異なりますが，時間単位で突然気づくのが特徴です。

アテローム血栓性脳梗塞
- **画像イメージ**
  血管支配領域の境界部位の梗塞（分水嶺梗塞）が典型
- **症状**
  段階状に悪化しやすい
  意識障害や皮質症状は軽度
- **背景**
  糖尿病，脂質異常症，高血圧など動脈硬化の危険因子が重要

心原性脳塞栓症
- **画像イメージ**
  皮質を含む広範な梗塞が典型
- **症状**
  日中活動時に突発
  意識障害や皮質症状を伴いやすい
  重症例が多い
- **背景**
  心疾患，特に心房細動が重要

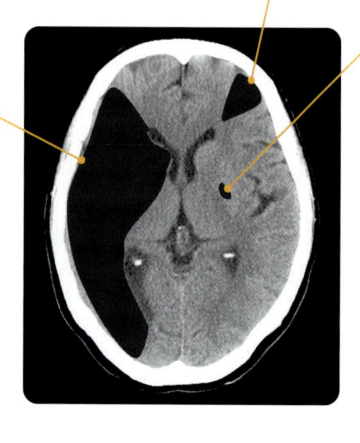

ラクナ梗塞
- **画像イメージ**
  直径1.5 cm未満の小さな梗塞
  基底核などの穿通枝領域の梗塞が典型
- **症状**
  起床時に気づくことが多い
  さまざまなラクナ症候群
  軽症が多い
  無症状のこともある
- **背景**
  高血圧との関連が強い

心原性脳塞栓症

心臓の中にできた血栓が脳動脈に流れ，これを詰まらせることにより起こる脳梗塞です。大きな血栓が突然に脳動脈を閉塞するため，梗塞の範囲が広く，重症例が多い病型ですが，梗塞巣の小さい軽症例の場合もあります。

種々の心疾患が原因となりますが，今日では非弁膜症性心房細動（non-valvulbar atrial fibrillation：NVAF）が最も多い原因です。

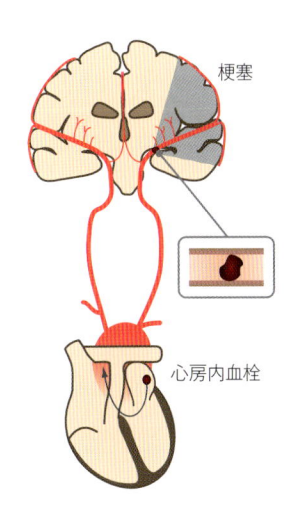

アテローム血栓性脳梗塞

頭蓋内外の脳主幹動脈のアテローム硬化（粥状硬化）に起因して発症する脳梗塞です。高血圧，糖尿病，脂質異常症など動脈硬化症の危険因子が発症に関与します。

以下の3つに分けられます。
① 動脈硬化部位にできた血栓が遊離してより遠位部の脳動脈を塞栓する塞栓性機序（動脈原性脳塞栓症：artery to artery embolism）
② 血栓が狭窄部位を閉塞する閉塞性
③ 灌流圧低下による血行力学性

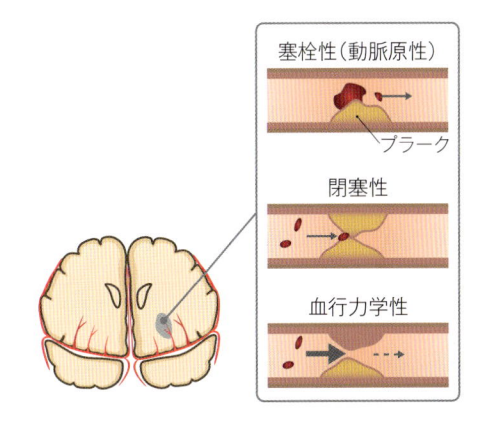

ラクナ梗塞

大脳深部，小脳または脳幹に生じる直径1.5 cm以下の小梗塞です。

高血圧，加齢などが主な原因とされています。

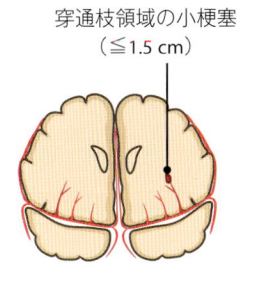

● MEMO
血行力学性アテローム血栓性脳梗塞
頭蓋内外の狭窄性動脈病変がある例に，血圧低下や脱水が加わることで，脳灌流圧が低下して生じる。

その他の脳梗塞

●大動脈原性脳塞栓症

上行大動脈や，大動脈弓部の動脈硬化性病変が塞栓源となって発症する脳梗塞です。高齢者や高血圧合併例に多くみられ，梗塞巣は比較的小さく，多発性にみられる傾向があります。

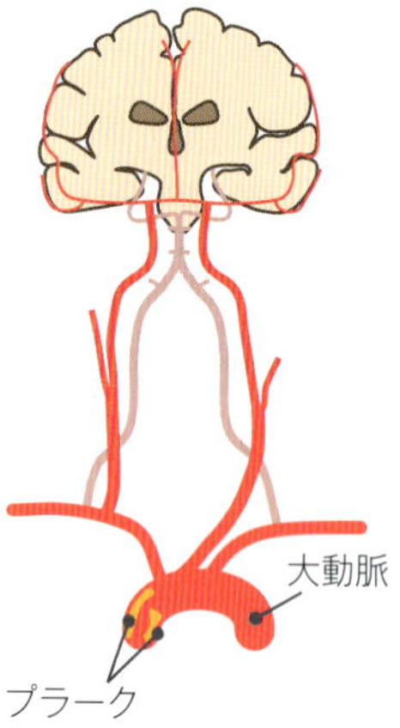

大動脈原性脳塞栓症（経食道心エコー）

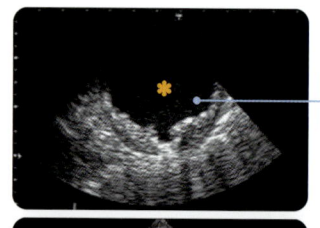

- 血管壁の内側に厚いプラークがみられる
- 大動脈壁に可動性のプラークがみられる

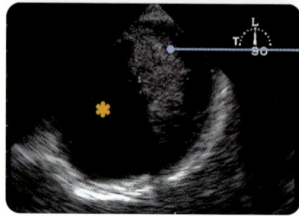

＊は血管内腔

（画像は　昭和大学江東豊洲病院脳神経内科　栗城綾子先生，神谷雄己先生のご厚意による）

●脳動脈解離

動脈の壁は，内膜，中膜，外膜の3層から成り立っています。脳動脈解離は，脳動脈の内膜に亀裂が生じて血液が血管壁の中に入り込み，血管壁が裂けた状態を指します。原因には，外傷性と非外傷性のものがありますが，原因がはっきりしない特発性のこともあります。

通常，頸部から後頭部にかけて激しい痛みが起こります。激しい頭痛だけの場合もありますが，引き続き脳梗塞や一過性脳虚血発作，くも膜下出血をきたすこともあります。脳動脈解離は，若年性脳卒中の原因として重要な疾患です。

解離性脳動脈瘤（3D-CTA 正面像）

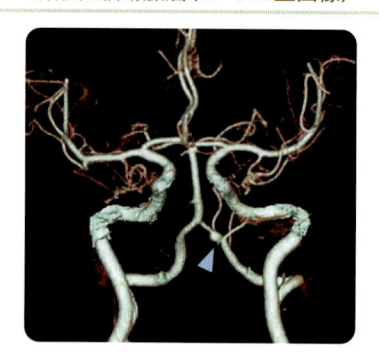

左椎骨動脈遠位部の狭小化と下端の瘤形成（▶）がみられる。患者は30代の男性で，強い後頭部痛を主訴に受診した。画像検査で解離性脳動脈瘤と診断したが，虚血性および出血性脳血管障害の合併もなく経過した。

●奇異性脳塞栓症

静脈で形成された血栓により塞栓症が起こることがありますが，通常は右心系を通って肺動脈に流入して肺塞栓を生じます。しかし，右左シャントがある場合には，右心系の血栓が右左シャントを通って左心系に流入し脳動脈塞栓症を起こすことがあ

ります。これを奇異性脳塞栓症といいます。特に若年者の原因不明の脳梗塞では、このような病態が考慮されます。原因として、卵円孔開存が注目されています。

多くは、経胸壁心エコーでは検出が困難で、経食道心エコーによる精査が必要です。なお、NVAFによる脳塞栓症と比較すると、梗塞は小さい傾向にあります。

■主な右左シャント疾患
・卵円孔開存
　（patent foramen ovale：PFO）
・肺動静脈瘻
・心房中隔欠損
・心室中隔欠損 など

脳梗塞治療の一般的な流れ

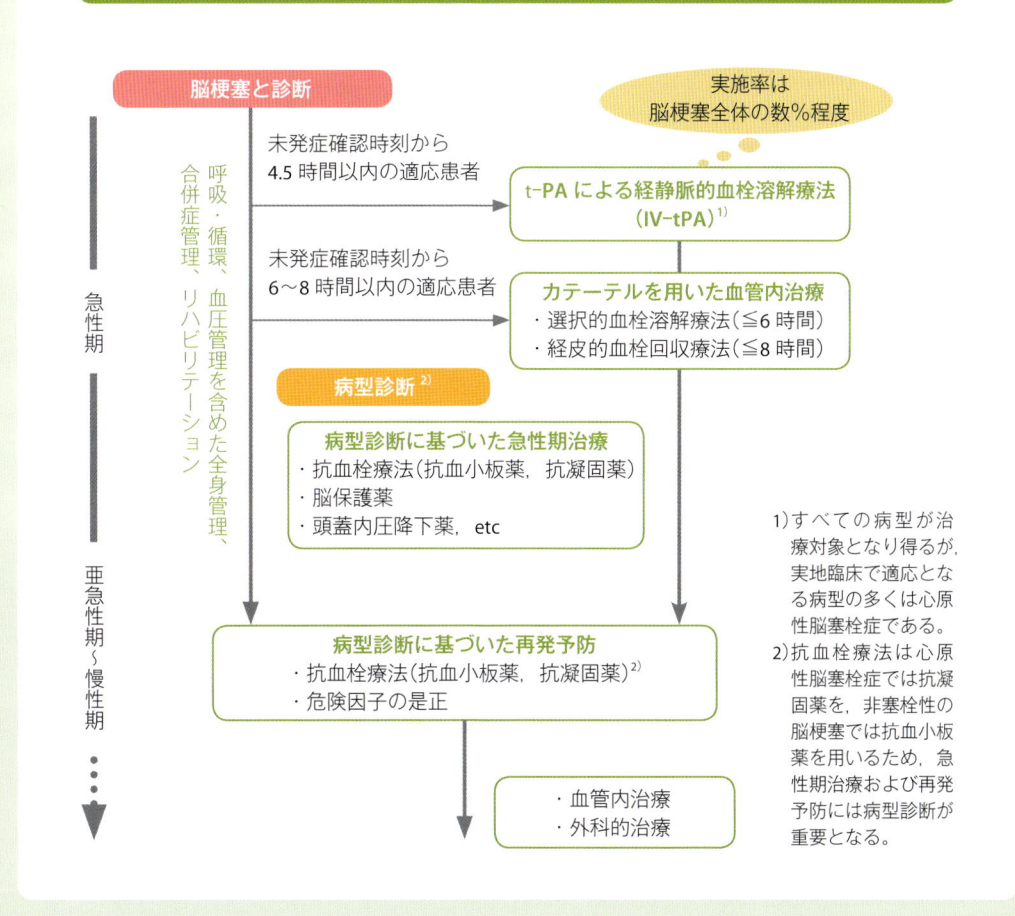

脳梗塞と診断

急性期：呼吸・循環、血圧管理を含めた全身管理、合併症管理、リハビリテーション

未発症確認時刻から4.5時間以内の適応患者 → **t-PAによる経静脈的血栓溶解療法（IV-tPA）[1]**
（実施率は脳梗塞全体の数％程度）

未発症確認時刻から6〜8時間以内の適応患者 → **カテーテルを用いた血管内治療**
・選択的血栓溶解療法（≦6時間）
・経皮的血栓回収療法（≦8時間）

病型診断[2]

病型診断に基づいた急性期治療
・抗血栓療法（抗血小板薬、抗凝固薬）
・脳保護薬
・頭蓋内圧降下薬、etc

亜急性期〜慢性期

病型診断に基づいた再発予防
・抗血栓療法（抗血小板薬、抗凝固薬）[2]
・危険因子の是正

・血管内治療
・外科的治療

1) すべての病型が治療対象となり得るが、実地臨床で適応となる病型の多くは心原性脳塞栓症である。
2) 抗血栓療法は心原性脳塞栓症では抗凝固薬を、非塞栓性の脳梗塞では抗血小板薬を用いるため、急性期治療および再発予防には病型診断が重要となる。

column
脳卒中におけるさまざまな治療法

●経静脈的血栓溶解療法（IV-tPA）

脳梗塞の超急性期治療では，血管の閉塞が存在し，これによる神経脱落症状が明らかであるにもかかわらず，CTなどで梗塞巣が小さいか，はっきりしない状態が，tissue plasminogen activator（t-PA）による血栓溶解療法をはじめとする血行再建のよい適応となります。これは，虚血性ペナンブラ，すなわち回復可能な領域が広いことを意味しているからです。

IV-tPAは，すべての脳梗塞が対象となりますが，心原性脳塞栓症が最もよい適応となります。ただし，禁忌項目や慎重投与項目が多く，実際の適応は1割未満と限られます。

⚠ **注意**

t-PA実施後，再灌流による出血性合併症に移行することがあり，まれに，巨大な血腫を頭蓋内に形成し，開頭血腫除去術が必要となる場合もあります。

t-PA治療前後の脳MRA画像

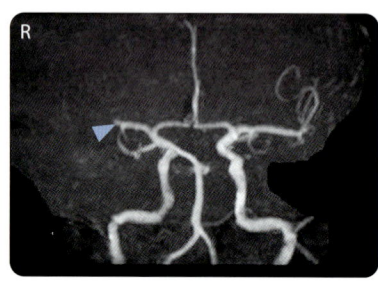

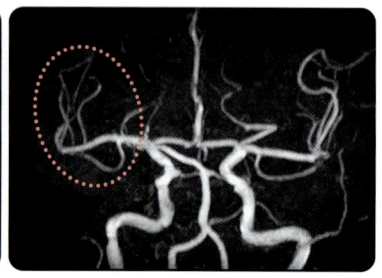

t-PA施行前（左）はMCA水平部（▶）で閉塞し，それ以降の血管は描出されない。t-PA後（右）は同部位が開通し（⚬），この症例ではt-PA開始から1時間ほどで神経症状がほぼ消失した。

●血管内治療

局所線溶療法，血管形成術（バルーンを使って狭くなった血管を広げる）やステント留置術などがあります。頸動脈狭窄による虚血性脳血管障害の再発予防としては，頸動脈ステント留置術（carotid artery stenting：CAS）が主流です。

⚠ **注意**

血管拡張後に脳内の血流が急激に増加し，頭痛や痙攣などを生じることがあります（過灌流症候群）。これは，術後5日前後に生じることが多く，この予防には，血圧管理が重要です。

術前	ステント留置中	術後

狭窄　　ステント

● **外科的治療**

脳動脈の血行再建術には，内頸動脈内膜剥離術や各種のバイパス術があります。内頸動脈狭窄に対する治療としては，頸動脈内膜剥離術（carotid endarterectomy：CEA）が一般的です。

⚠️ **注意**

CEA術後はCAS術後と同様に，過灌流症候群に注意しましょう。

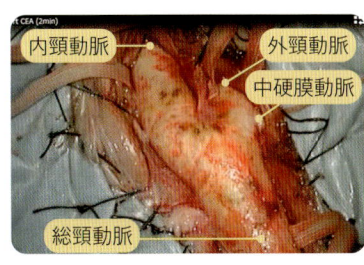

動脈硬化により，黄色調を呈する頸動脈が観察できる。

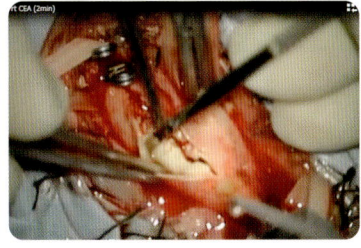

黄色調の強い内膜とプラークが認められる。

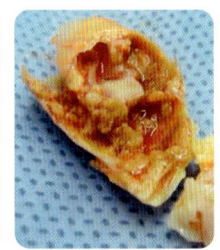

摘出した内膜とプラーク。

（写真は昭和大学藤が丘病院脳神経センター脳神経外科　今泉陽一先生のご厚意による）

経過

脳梗塞では，塞栓子が融解したり遠位側へ移動し，閉塞血管の血流が再開通することがあります。壊死組織では血管壁の透過性が上昇しているため，再開通を機に血管性浮腫が増悪したり，梗塞によりもろくなった血管壁から出血が起こったりします。これを再灌流障害といいます。出血が起こった場合を出血性梗塞と呼びます。急性期の再灌流障害時（目安として2～5日）に多く，神経症状を増悪させる予後不良因子の1つです。

経過中に出血性梗塞をきたした脳梗塞例（単純CT像）

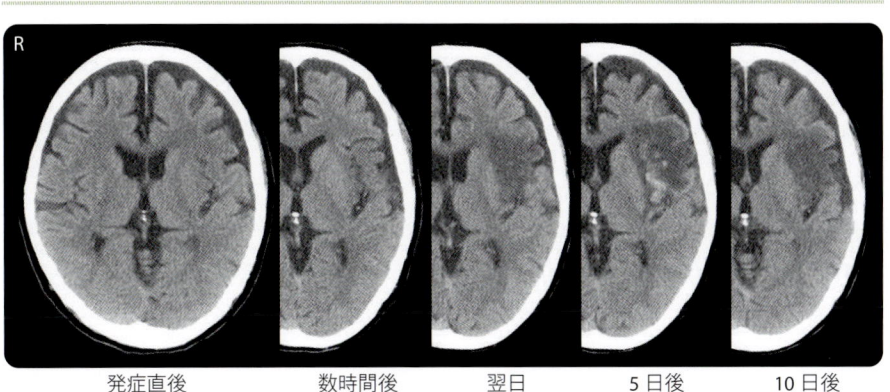

発症直後 — 画像上，病巣は確認できない。

数時間後 — 梗塞巣を示唆する低吸収域が出現している。

翌日／5日後／10日後 — 5日後には，低吸収域を示す梗塞内に高吸収を示す出血性病変がみられる。これは，出血性梗塞の所見である。

第Ⅲ章　脳梗塞

1. 心原性脳塞栓症
cardiogenic cerebral embolism

画像の特徴

心原性脳塞栓症のイメージ

単純CT

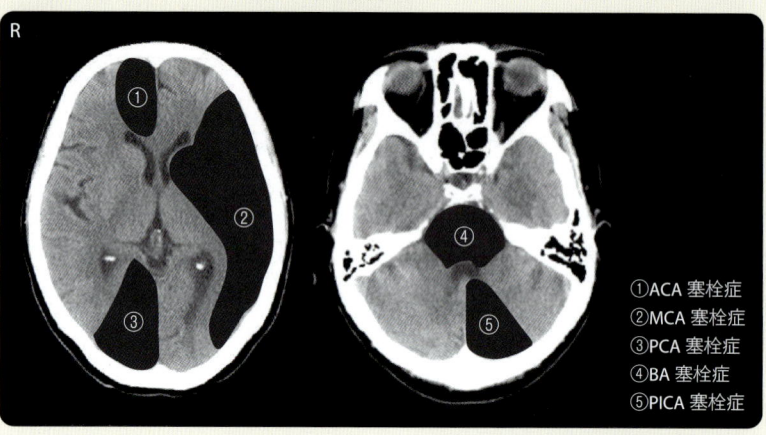

①ACA塞栓症
②MCA塞栓症
③PCA塞栓症
④BA塞栓症
⑤PICA塞栓症

MRA

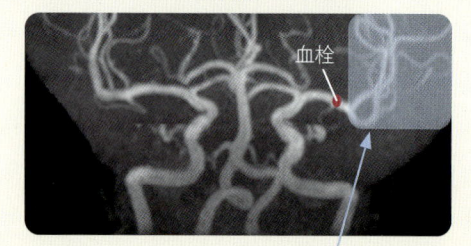

血栓
この部分が写らなくなる

CTやMRIでみられる病巣の多くは，皮質を含む楔形の大きな梗塞です。これは，側副血行路の発達していない状況で，塞栓子が突然太めの血管を閉塞するためです。

血管画像では，梗塞の原因となる塞栓子による血管の閉塞像が確認できます。再開通すれば閉塞所見は消失しますが，閉塞時間が長ければ支配領域の脳梗塞に至ります。

症状

症状は突発的に現れます。多くは，麻痺のほか，意識障害や失語・失行などの高次脳機能の障害がみられ，重症例が多いのが特徴です。梗塞部位や範囲によってさまざまな症状が現れます。

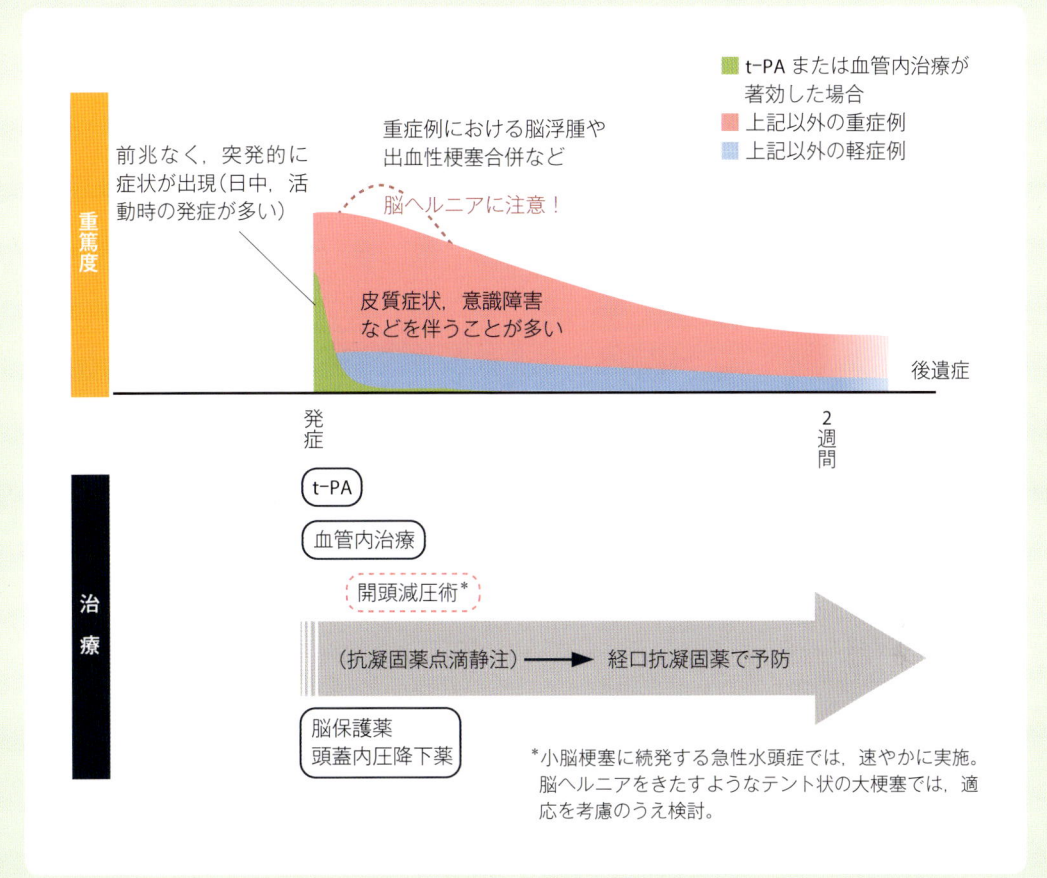

```
                                        ■ t-PAまたは血管内治療が
                                          著効した場合
         重症例における脳浮腫や           ■ 上記以外の重症例
         出血性梗塞合併など              ■ 上記以外の軽症例
前兆なく，突発的に
症状が出現（日中，活   脳ヘルニアに注意！
重 動時の発症が多い）
篤
度        皮質症状，意識障害
          などを伴うことが多い
                                                   後遺症
         発                                2
         症                                週
                                          間
              t-PA

              血管内治療

              開頭減圧術*

              （抗凝固薬点滴静注）→ 経口抗凝固薬で予防
治
療
              脳保護薬            *小脳梗塞に続発する急性水頭症では，速やかに実施。
              頭蓋内圧降下薬         脳ヘルニアをきたすようなテント状の大梗塞では，適
                                応を考慮のうえ検討。
```

治療と経過

　自然経過のなかでも，閉塞血管の再開通により約半数で出血性梗塞をきたすことがありますが，t-PAによる血栓溶解療法時には大出血をきたすこともあり，厳重な注意が必要です。
　再発した場合には予後が悪いため，再発予防が重要です。本病型では抗凝固薬を用います。

⚠ 注意

　心原性脳塞栓症は重篤化しやすく，感染症や消化管出血などの合併症が生じやすいといわれています。特に，誤嚥性肺炎や尿路感染症を生じやすいため，発熱や血液所見（WBC，CPRなど）にも注意しましょう。

● MEMO
心原性脳塞栓症の再発予防で用いられる抗凝固薬
　これまで，ワルファリンが唯一の予防薬であった。しかし，最近では，新規の抗凝固薬（ダビガトラン，リバーロキサバン，アピキサバン）も非弁膜症性心房細動の患者に対して使用可能となった。

第Ⅲ章　心原性脳塞栓症

1）内頸動脈塞栓症 ICA (internal carotid artery) embolism

画像の特徴

左 ICA 塞栓のイメージ

単純 CT（■：血管支配領域）　　MRA

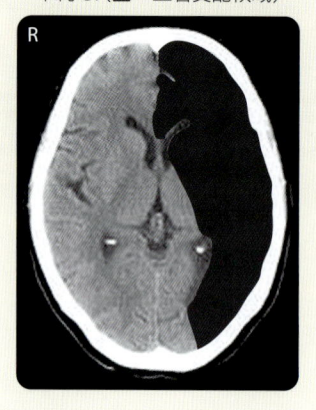

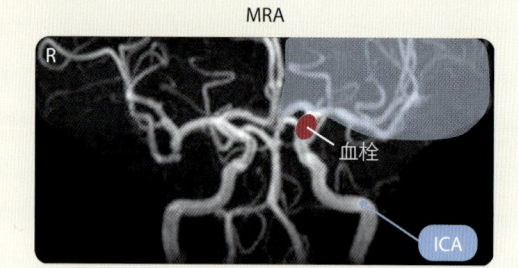

基底核レベルの単純 CT でみると，きわめて広範な脳梗塞が確認できます。MRA では，実際には血栓は写らず，閉塞部より遠位の血管（　）は描出されなくなります。

代表例

単純 CT

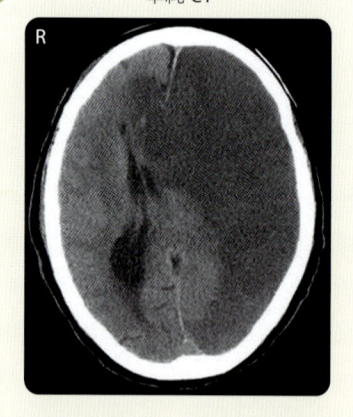

この症例では，低吸収を示す広範囲に及ぶ梗塞巣がみられ，左大脳半球は高度に腫脹し，中央の大脳鎌を越えて帯状回ヘルニアが生じています。検査時にはすでに高度の意識障害があり，まもなく鈎ヘルニアに至って，数日後には脳幹反射が消失し，死亡しました。

症状と経過

発症後，高度の意識障害を伴います。このほか，片麻痺や眼球共同偏倚がみられます。

数日の経過で脳浮腫が増悪し，脳ヘルニアを併発して死亡することがあります。延命を期待しての開頭減圧術が考慮されることもありますが，救命し得た場合にも機能予後は不良です。

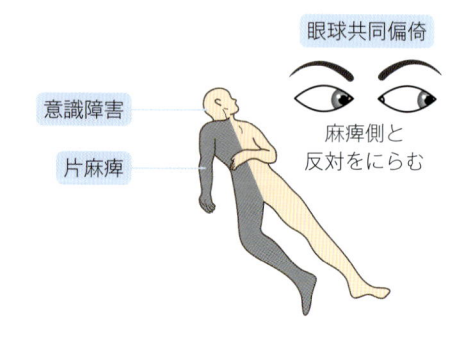

意識障害　片麻痺　眼球共同偏倚　麻痺側と反対をにらむ

One Point　脳ヘルニアと動眼神経麻痺

　脳梗塞や脳出血，それに関連する脳浮腫によって頭蓋内圧が異常に亢進した場合，脳組織が一定の境界を越えて隣接腔へ嵌入した状態が脳ヘルニアです。代表的なものに，帯状回ヘルニア，鉤ヘルニア，大孔ヘルニアがあります。
　ICA 領域や MCA 領域の広範に及ぶ脳梗塞では脳ヘルニアを併発し，死亡の原因となります。なかでも鉤ヘルニア（*）が重要で，近傍に位置する動眼神経が圧迫されることで動眼神経麻痺をきたします。進行して脳幹への圧迫が高度になると，意識障害，そして呼吸停止へと至ります。

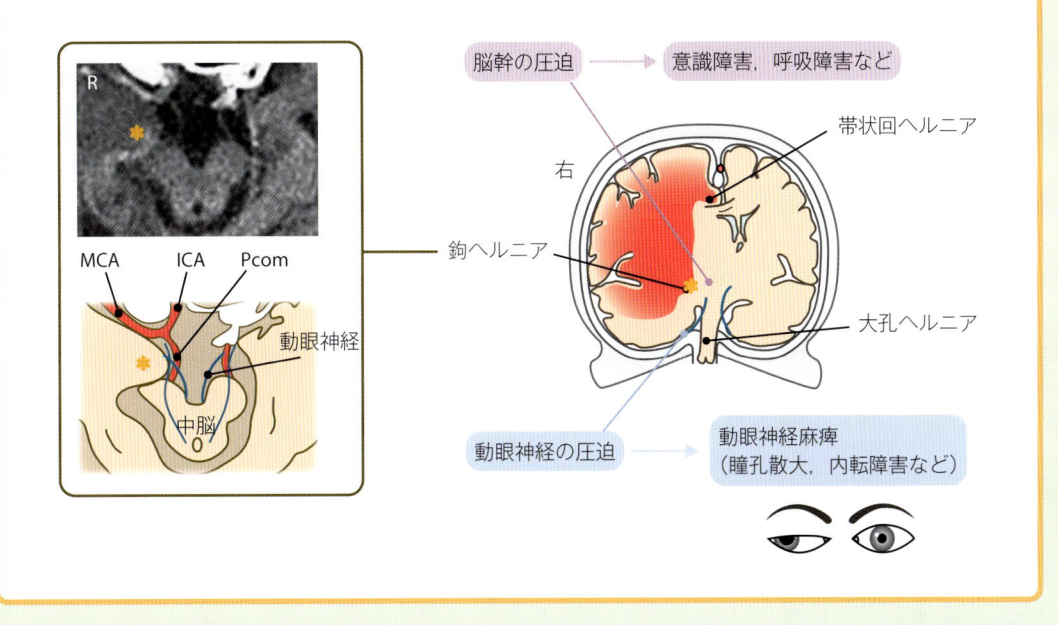

第Ⅲ章　内頸動脈塞栓症

2）中大脳動脈塞栓症 MCA (middle cerebral artery) embolism

画像の特徴

左 MCA 塞栓のイメージ

単純 CT（■：血管支配領域）

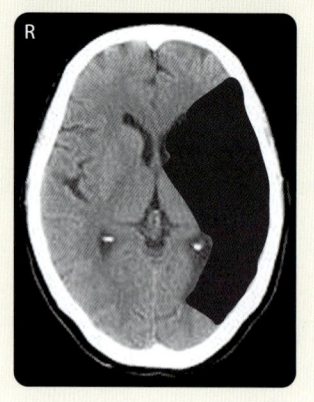

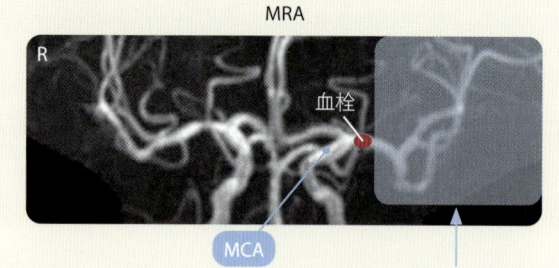

MRA

血栓

MCA

この部分が写らなくなる

　MCA 塞栓症は，心原性脳塞栓症のうち最も頻度の高い脳梗塞です。MCA 領域に広範囲な梗塞をきたしますが，皮質領域の梗塞の広がりは側副血行路（血管の自然なバイパス）の発達具合により異なります。一方，大脳基底核領域は側副血行路のない穿通枝に支配されているため，閉塞部位の再開通後に大脳基底核領域だけに梗塞を残すことがあります。

症状

　多くは軽度〜中等度の意識障害や，皮質症状を生じます。

　優位半球（通常は左，p.78 参照）の梗塞では，失語症を高頻度に併発します。MCA の分岐以降の閉塞では梗塞巣はより限局するので，MCA の水平部から分岐する上行枝の障害では運動性失語，下行枝の障害では感覚性失語が多くみられます。

⚠ **注意**

　治療経過においては，脳ヘルニアの症状である動眼神経麻痺や出血性梗塞に注意が必要です。

MCA 上行枝梗塞
主に，ブローカ失語（運動性失語）と上肢に強い片麻痺を生じる。

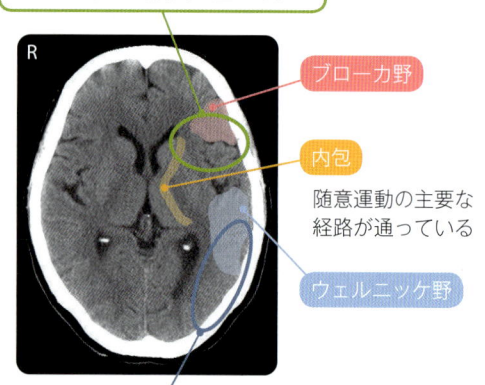

ブローカ野

内包
随意運動の主要な経路が通っている

ウェルニッケ野

MCA 下行枝梗塞
主に，ウェルニッケ失語（感覚性失語），上四分盲（放線冠の障害による）を生じる。

代表例

MCA 上行枝主体の梗塞
（単純 CT）

MCA 下行枝主体の梗塞
（単純 CT）

MCA 水平部の閉塞による穿通枝
領域だけの梗塞（MRI-DWI）

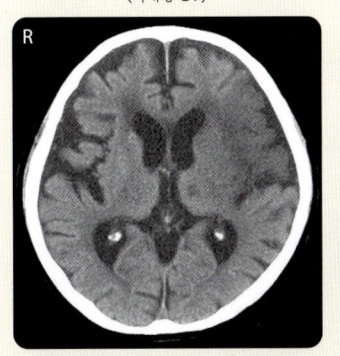

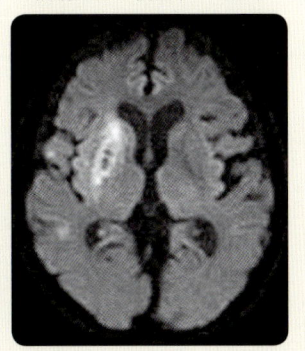

左側の前頭葉と側頭葉に，低吸収を示す脳梗塞がみられます。

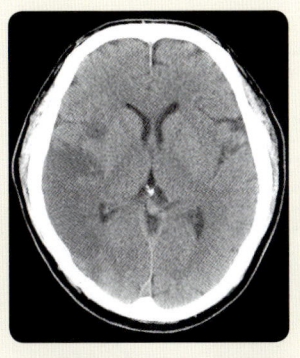

右側の側頭葉に，低吸収を示す脳梗塞がみられます。

MCA の水平部から分枝するレンズ核線条体動脈（LSA）領域の梗塞です。梗塞巣は高信号を示しています。梗塞巣の中心部には低信号域がみられ，出血性変化を伴っているものと推測されます。

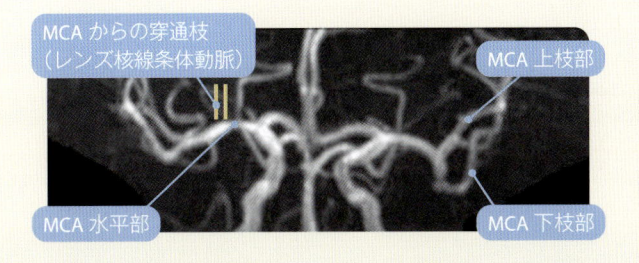

MCA からの穿通枝（レンズ核線条体動脈）
MCA 上枝部
MCA 水平部
MCA 下枝部

第Ⅲ章　中大脳動脈塞栓症

● MEMO
レンズ核線条体動脈
MCA から数本分枝し，内側群と外側群に分かれる。内側群は被殻の内側と淡蒼球を栄養し，外側群は尾状核とレンズ核の外側を栄養する。

47

3）後大脳動脈塞栓症 PCA (posteroir cerebral artery) embolism

画像の特徴

左 PCA 塞栓のイメージ

単純 CT（■：血管支配領域）

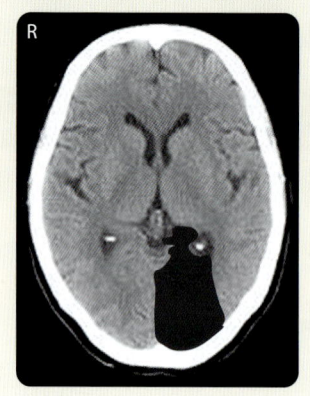

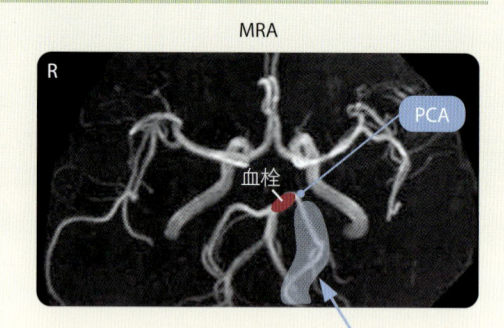

MRA

PCA
血栓
この部分が写らなくなる

基底核レベルでの PCA の血管支配領域は，下方内側に位置しています。この領域には，一次視覚野を含む後頭葉が位置しています。

代表例

単純 CT

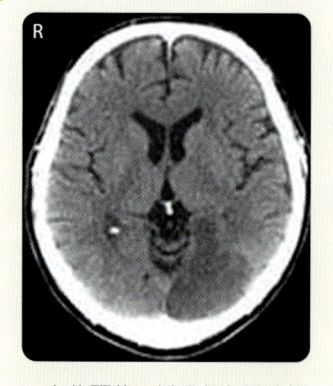

左後頭葉に低吸収を示す梗塞巣がみられます。この症例では，右同名性半盲（p.97参照）がみられましたが，運動麻痺は生じていませんでした。

症状

多くは，後頭葉に位置する視覚野が障害されることで，半盲を生じます。障害部位によって，視覚性失認などの高次脳機能障害も生じることがあります。PCAから分枝する海馬や視床への動脈の障害により，健忘が生じることもあります。通常，運動麻痺をきたすことはなく，この領域に限局する梗塞では，脳ヘルニアの心配はまずありません。

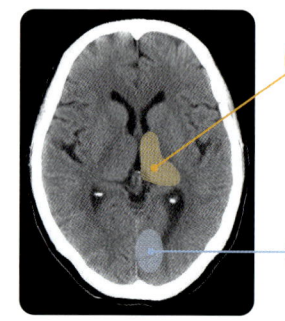

視床
PCAから分枝する動脈の灌流域

一次視覚野

4）前大脳動脈塞栓症 ACA (anterior cerebral artery) embolism

画像の特徴

左 ACA 塞栓のイメージ

単純CT（■：血管支配領域）

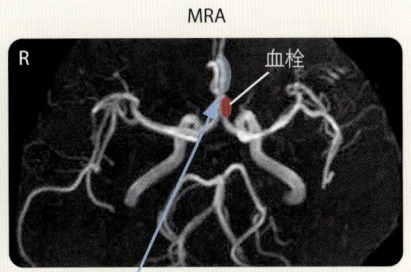

MRA

血栓

この部分が写らなくなる

内頸動脈から分枝した ACA は，大脳半球の内側を走行し，大脳半球内側面の前頭葉と頭頂葉に属する領域を栄養します。よって，基底核レベルでは前方を，半卵円中心レベルでは内側を確認するとよいでしょう。

代表例

単純CT

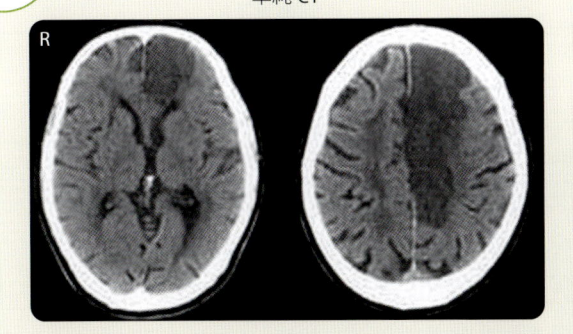

左前頭葉から頭頂葉にかけて低吸収を示す梗塞巣がみられます。

症状

下肢に強い麻痺を生じます。また，前頭葉の障害をみることがあります。

前頭葉障害
活動性の低下，意思決定障害のほか，下肢の麻痺や尿失禁を生じやすい

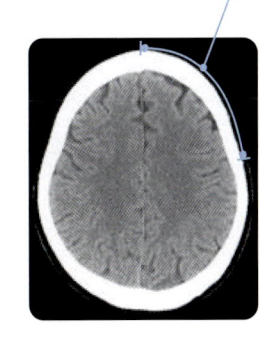

第Ⅲ章　後大脳動脈塞栓症／前大脳動脈塞栓症

5）椎骨脳底動脈塞栓症
VBA (vertebro-basilar artery) embolism

画像の特徴

VBA 塞栓のイメージ

単純 CT（■：血管支配領域）

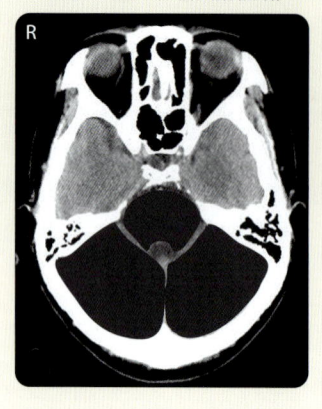

MRA

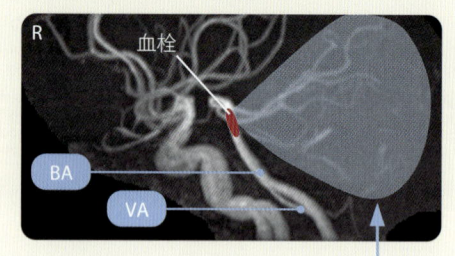

血栓
BA
VA
この部分が写らなくなる

VBA 塞栓症は，脳幹部のほか，小脳，後頭葉，視床などに梗塞を生じます。この場合には，橋レベルのほか基底核レベルなども合わせてみていきます。梗塞は，各領域に限局する場合と，複数の領域に及ぶ場合があります。

代表例

単純 CT

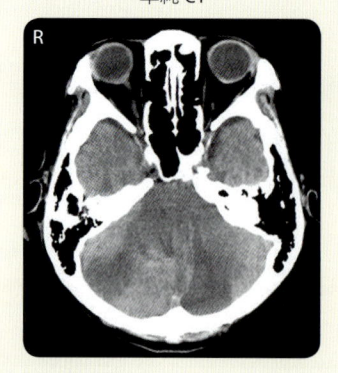

橋および両側の小脳半球に低吸収を示す梗塞巣がみられます。この例では，高度の意識障害や四肢麻痺が生じていました。

症状

前駆症状として，めまいをしばしば起こします。脳底動脈の塞栓症の多くは，高度の意識障害を生じ，四肢麻痺やさまざまな脳幹症状を伴って，予後不良です。なお，脳底動脈遠位部の塞栓症では，脳底動脈先端症候群を呈します。

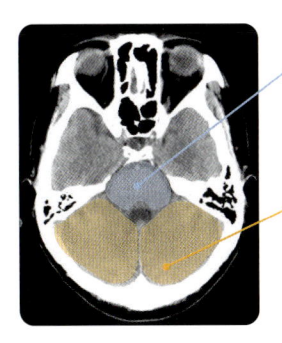

橋
多くの神経線維が走行しており，四肢運動・感覚，眼球運動，瞳孔機能，意識などに関与している。

小脳
筋緊張・平衡の維持，運動の調整に関与している。障害によって，めまいや歩行障害，眼振，運動失調などがみられる。

● MEMO
脳底動脈先端症候群
（top of basilar artery syndrome）

脳底動脈の遠位部の閉塞により，PCA灌流領域である中脳，視床，後頭葉，側頭葉に梗塞をきたし，多彩な神経症状を呈する症候群である。眼球運動障害，瞳孔異常，傾眠，せん妄，幻覚，半盲，健忘などを生じる。

経過と治療

急性水頭症を合併する小脳梗塞では，可及的速やかな開頭減圧術が行われます。

⚠️ **注意**
小脳梗塞では発症当初は意識清明で軽症にみえても，後に急性水頭症に至ることがあります。したがって，意識状態などの経時的観察が重要です。

発症当日では梗塞巣ははっきりしないが，3日後には右後下小脳動脈領域に低吸収を示す梗塞巣がはっきりと確認でき，脳室が拡大した水頭症の所見が認められた。これは，浮腫を伴う梗塞によって第四脳室が閉塞し，脳脊髄液循環が障害されたためである。本例は可及的速やかに開頭減圧術を行い，良好な経過をたどった。

小脳梗塞に続発した急性水頭症（単純CT）

発症当日

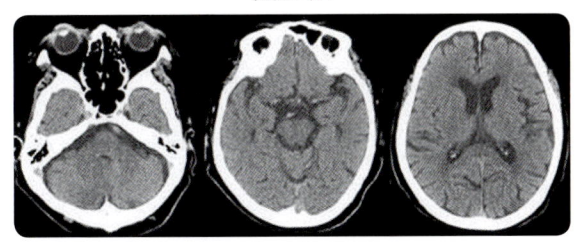

3日後

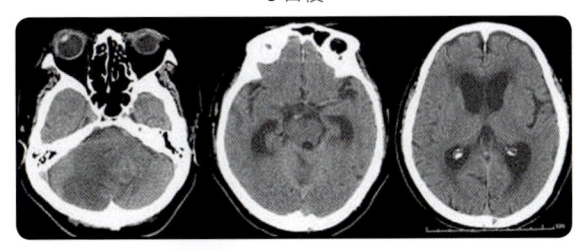

開頭減圧術後

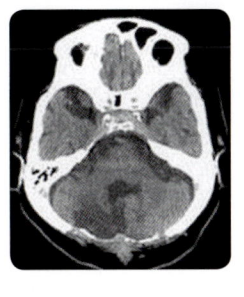

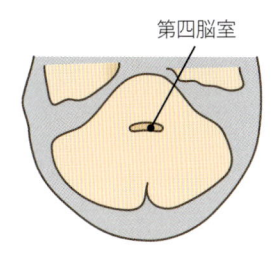

第四脳室

第Ⅲ章 椎骨脳底動脈塞栓症

2. アテローム血栓性脳梗塞
atherothrombotic brain infarction

画像の特徴

アテローム血栓性脳梗塞のイメージ

単純CT

①ACA と MCA，②MCA と PCA，③MCA の皮質枝領域に散在する多発性脳梗塞，④ACA と MCA の分水嶺領域

3D-CTA

ICA 分岐部狭窄

CTやMRIでは，中〜大型の脳梗塞で，多くは動脈の血管支配領域の境界部に梗塞（分水嶺梗塞）を認めます。皮質を含む多発性の小梗塞のこともあります。

血管画像（MRA，CTA，脳血管造影，血管エコー検査）では，動脈の狭窄所見を認めます。

代表例

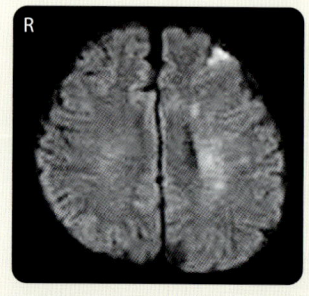

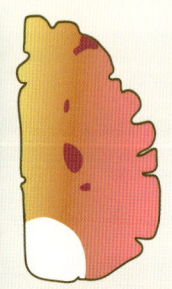

- ACA 支配領域
- MCA 支配領域
- 分水嶺領域
- 梗塞巣

高信号を示す梗塞巣が複数認められます。梗塞巣はACAとMCAの分水嶺に分布しています。

図表部分

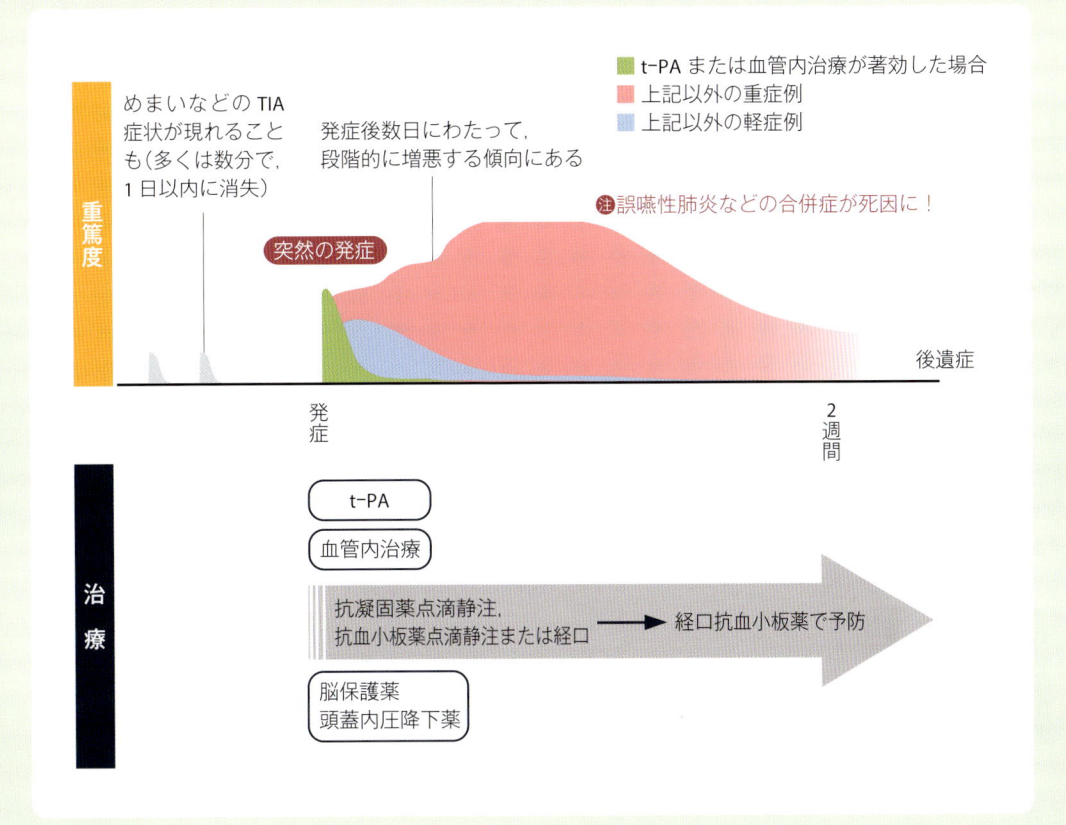

重篤度

- めまいなどのTIA症状が現れることも（多くは数分で，1日以内に消失）
- 発症後数日にわたって，段階的に増悪する傾向にある
- 突然の発症
- ■ t-PA または血管内治療が著効した場合
- ■ 上記以外の重症例
- ■ 上記以外の軽症例
- 注)誤嚥性肺炎などの合併症が死因に！
- 後遺症
- 発症 — 2週間

治療

- t-PA
- 血管内治療
- 抗凝固薬点滴静注，抗血小板薬点滴静注または経口 → 経口抗血小板薬で予防
- 脳保護薬
- 頭蓋内圧降下薬

第Ⅲ章　アテローム血栓性脳梗塞

症状

　突然発症したり，段階的に症状が増悪することが少なくありません。一過性脳虚血発作（TIA）の症状が現れることもあります。
　ICA狭窄症の場合には，頸部で血管雑音が聴取されることがあります。

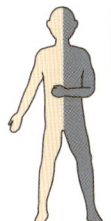

- 半身の麻痺・しびれ，失語・構音障害
- 症状は梗塞部位によりさまざま
- 意識障害はほとんどない

経過と治療

　急性期治療は抗凝固薬あるいは抗血小板薬が，慢性期における再発予防には抗血小板薬が用いられます。

⚠ **注意**

　アテローム血栓性脳梗塞では梗塞巣が進行性に拡大することがあるため，症状の経過を注意深く観察する必要があります。また，血行力学的な原因が考慮される場合には，頭部挙上により血圧が低下し，梗塞巣が拡大することがあるため注意が必要です。

3. ラクナ梗塞 lacunar infarction

画像の特徴

ラクナ梗塞のイメージ

単純CT

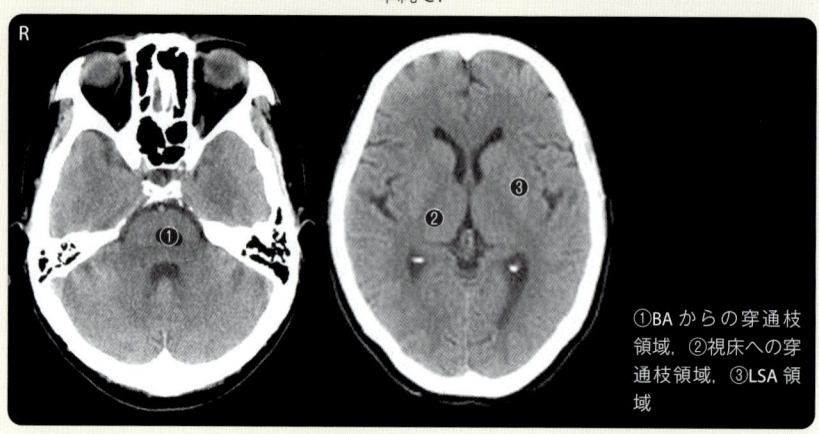

①BAからの穿通枝領域，②視床への穿通枝領域，③LSA領域

　CTやMRIでは，直径1.5cm以下の小梗塞として認められます。大脳基底核，視床，橋などの穿通枝領域に好発します。
　血管画像（MRA，CTA，脳血管造影）では原因となった小血管（穿通枝）の閉塞は確認できません。

代表例

視床外側のラクナ梗塞（MRI-DWI）

レンズ核後部のラクナ梗塞（MRI-DWI）

放線冠のラクナ梗塞（MRI-DWI）

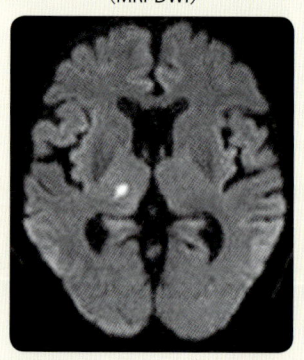

左半身の感覚異常がみられました。

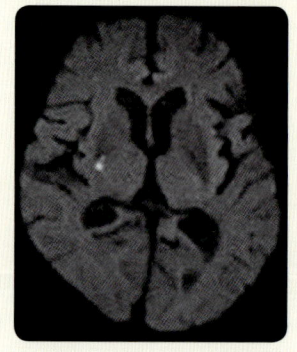

この患者では，自覚症状はありませんでした（無症候性）。

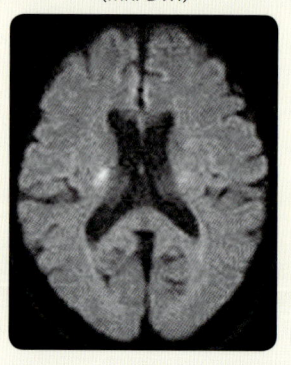

左半身の軽度の片麻痺を生じていました。

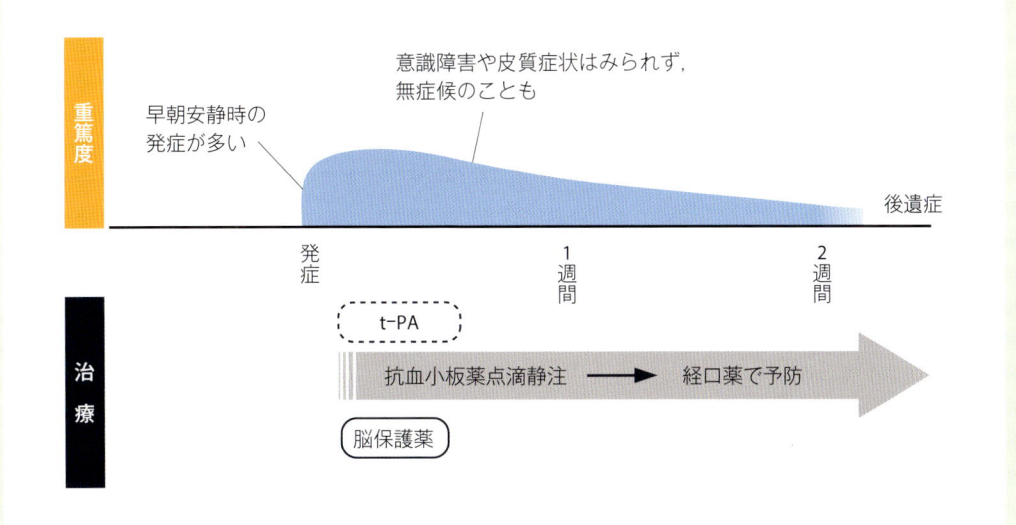

図

重篤度
- 早朝安静時の発症が多い
- 意識障害や皮質症状はみられず，無症候のことも
- 後遺症

発症 — 1週間 — 2週間

治療
- t-PA
- 抗血小板薬点滴静注 → 経口薬で予防
- 脳保護薬

第Ⅲ章　ラクナ梗塞

症状

　典型的には，梗塞部位に対応したラクナ症候群と呼ばれる症候を呈し，意識障害や皮質症状はみられません。ラクナ梗塞は病変が小さいため，しばしば無症候のこともあります。また，多発性ラクナ梗塞は血管性認知症や血管性パーキンソニズム（p.91参照）の原因となります。

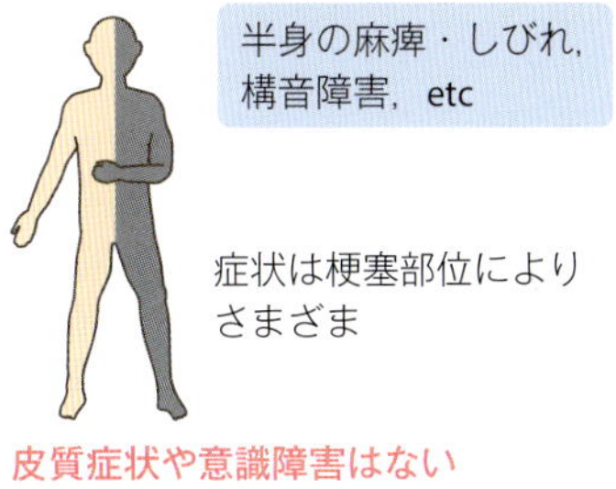

半身の麻痺・しびれ，構音障害, etc

症状は梗塞部位によりさまざま

皮質症状や意識障害はない

原因

　高血圧が危険因子として強く関係します。このほか，糖尿病，脂質異常症なども関与しています。多くは穿通枝の硝子様の変性が原因と考えられていますが，微小なアテローム性動脈硬化や微小塞栓も原因となることも知られています。

● MEMO
ラクナ症候群
　梗塞部位により特徴的な症候群を生じることがあり，これをラクナ症候群と呼ぶ。代表的な症状に，純粋運動性不全片麻痺，純粋感覚性脳卒中，運動失調性片麻痺，構音障害-手不器用症候群，手口感覚症候群などがある。手口感覚症候群では同側の口周囲と，手の感覚障害をきたす。

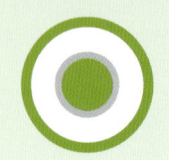

一過性脳虚血発作
transient ischemic attack (TIA)

画像の特徴

原則として，画像上，病巣は認められません。

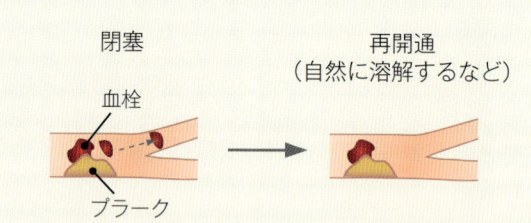

閉塞 → 再開通（自然に溶解するなど）

血栓
プラーク

24時間以内に症状が消失するものと従来定義されていましたが，近年では，画像上で急性期脳梗塞巣が認められないものに限定するという考え方にかわりつつあります。実際，TIAと思っていても，MRI-DWIをみると，微小な梗塞を発症していることがしばしばあるからです。

症状

TIAは脳の一部への血流が障害された結果起きる一時的な脳機能障害であり，症状も一過性です。

内頸動脈系のTIAでは，一過性の視力障害（一過性黒内障）を生じることがあります。椎骨脳底動脈系のTIAの多くは，めまいを生じます。また，鎖骨下動脈盗血症候群という病態が知られています。

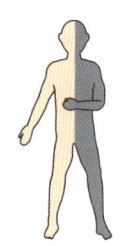

視力障害，半身の麻痺・しびれ，失語，構音障害，etc

症状は梗塞部位によりさまざま

一過性で，通常数分後には症状は消失

治療

二次予防（再発予防）には危険因子の管理に加え，抗血小板薬あるいは抗凝固薬を用いますが，病態（血栓性か塞栓性かなど）を考慮して予防薬が選択されます。

血管狭窄が高度な例や，内科的治療で発作が抑制しきれない場合などには，血管内治療や外科的治療を検討することがあります（p.40参照）。

⚠注意

治療しなくても短時間で症状が消失するため，患者や家族は軽視しがちです。早期の受診はもちろん，服薬の継続や，食事，運動，禁煙など生活習慣の見直しを含めた指導をしましょう。

経過

脳梗塞の半数はTIA発症後48時間以内に発症します。このため，脳梗塞急性期と同様に，急性脳血管症候群（acute cerebrovascular syndrome：ACVS）として扱うべき病態として注意が喚起されています。

TIA後の予後を予測する簡易な検査にABCD^{2}スコアがあります。4点以上では，脳梗塞のリスクが高まります。

■ ABCD^{2}スコア

	項目		点数
A	年齢	60歳以上	1点
B	血圧	140/90 mmHg	1点
C	症状	片麻痺	2点
		麻痺を伴わない構音障害	1点
D	症状の持続時間	60分以上	2点
		10～59分	1点
	糖尿病	あり	1点

---

column 一過性黒内障（amaurosis fugax）

頸動脈からは眼に血流を供給する眼動脈が分岐しているので，頸動脈のプラークから微小塞栓が眼動脈に流れていくと（→），網膜への血行が途絶して一過性に片眼がみえなくなることがあり，これを一過性黒内障といいます。

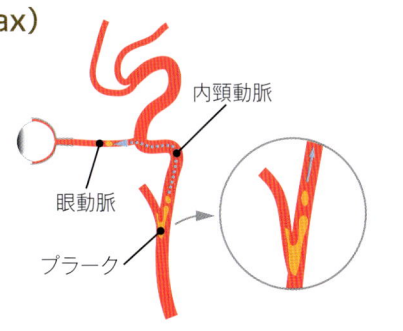

---

column 鎖骨下動脈盗血症候群（subclavian steal syndrome）

鎖骨下動脈から分岐した左右2本の椎骨動脈は，脳に入ると合流して1本の脳底動脈となり，脳へ血液を流入します（→）。しかし，鎖骨下動脈の一方が閉塞すると，それ以降の血流が途絶します。このため，閉塞していない椎骨動脈を流れてきた血液は，脳底動脈だけでなく，対側の椎骨動脈から鎖骨下動脈に向かって逆流し（--→），血液は上腕のほうへ奪われてしまいます（盗血）。この場合，上肢の運動によってめまいなどの椎骨脳底動脈領域の虚血症状が誘発されます。上肢血圧の左右差がきっかけで発見されることもあります。

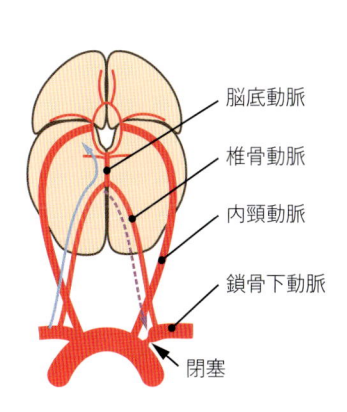

脳出血 cerebral hemorrhage

画像の特徴

脳出血のイメージ

単純CT

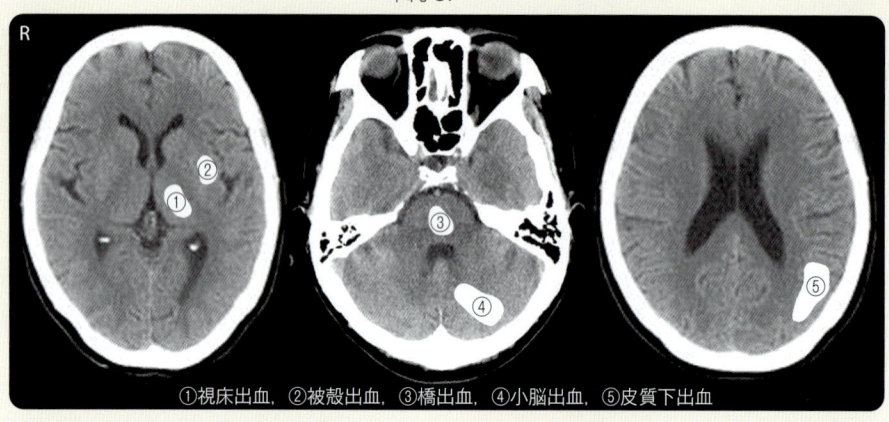

①視床出血，②被殻出血，③橋出血，④小脳出血，⑤皮質下出血

まれに脳室内に出血が原発すること（原発性脳室内出血）がある一方，脳出血が脳室内に進展することもあります（脳室穿破）。

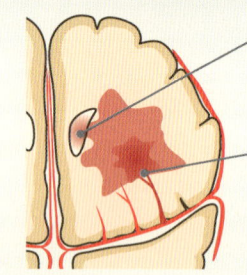

脳室穿破

穿通枝動脈（レンズ核線条体動脈，視床穿通動脈，視床膝状体動脈など）から出血することが多い

原因

脳出血の原因は多岐にわたりますが，多くは高血圧を背景とする高血圧性脳出血です。高血圧性脳出血では，穿通枝動脈の細動脈硬化から起こる血管の壊死と破綻が原因です。

このほか，脳アミロイドアンギオパチー，血管腫，脳動静脈奇形，脳動脈瘤，もやもや病，脳腫瘍，血管炎，出血性素因などが，脳出血の原因として挙げられます。

● MEMO
脳アミロイドアンギオパチー
血管へのアミロイド沈着を背景とする疾患だが，高齢者やアルツハイマー病患者でしばしばみられ，皮質下の大出血をきたすことが多い。

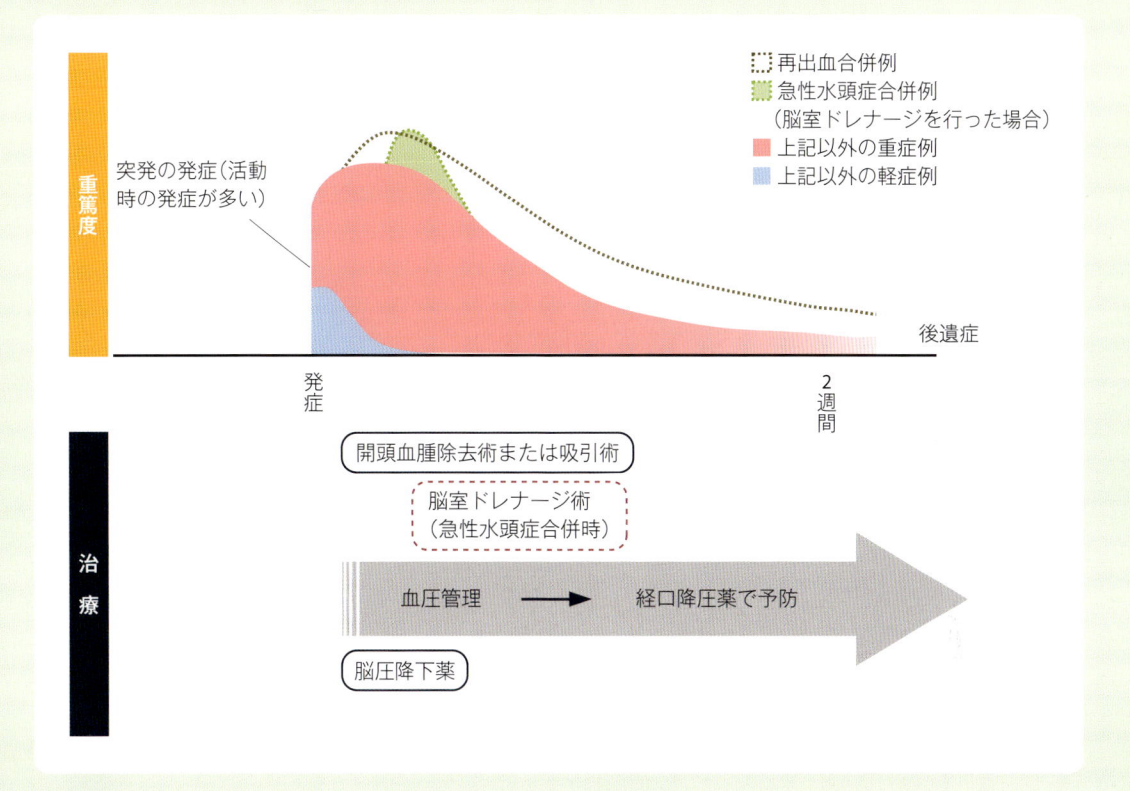

重篤度
- 突発の発症（活動時の発症が多い）
- 再出血合併例
- 急性水頭症合併例（脳室ドレナージを行った場合）
- 上記以外の重症例
- 上記以外の軽症例
- 後遺症
- 発症
- 2週間

治療
- 開頭血腫除去術または吸引術
- 脳室ドレナージ術（急性水頭症合併時）
- 血圧管理 → 経口降圧薬で予防
- 脳圧降下薬

症状と経過

　局所神経症状で突然に発症し，しばしば頭痛を伴います。いずれの脳出血でも，血腫が脳室に穿破（脳室穿破）したり，出血が大きく脳ヘルニアを起こすと予後不良となります。

⚠ 注意

　適切な血圧コントロールにより，できるだけ血腫を増大させないことが重要です。特に，抗血小板薬，抗凝固薬などを内服している人は，血腫が増大しやすいため注意が必要です。

治療

　出血部位と出血量により，開頭血腫除去術が考慮されます。皮質下出血，被殻出血，小脳出血では手術適応となる場合があります。
　視床出血，脳幹出血では手術適応外です。また，瞳孔が散大かつ対光反射が消失し，マンニトールなどの頭蓋内圧降下薬の投与でも改善がみられない最重症例も，一般的に手術適応外です。
　高血圧性脳出血では，再発予防のため血圧管理が重要です。

第Ⅲ章　脳出血

1）被殻出血 putaminal hemorrhage

代表例

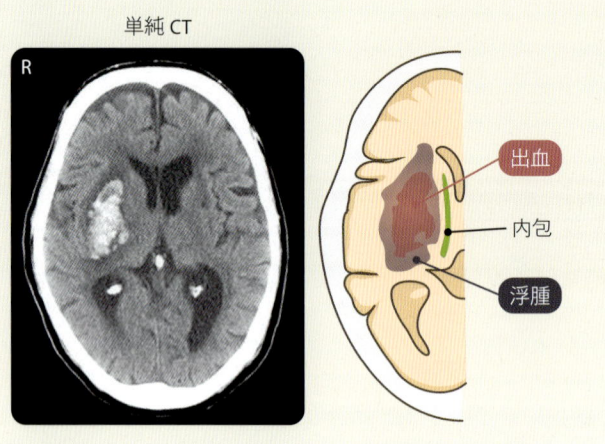

単純CT

出血
内包
浮腫

被殻を中心に高吸収を示す出血巣が認められ，周囲には淡い低吸収を示す浮腫を伴っています。本例では内包を圧迫しているため，左の片麻痺が出現しています。

症状と治療

片麻痺や半身の感覚障害を呈しますが，通常は感覚障害よりも片麻痺の程度が強い傾向にあります。

大きな出血では，意識障害や病巣側を向く眼球共同偏倚などを認めます。30 mLを超えるような出血では血腫除去術の適応となります。

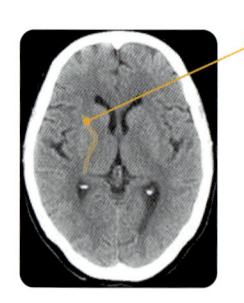

内包

被殻の出血により圧迫されると，典型的な片麻痺を生じやすい

半身の麻痺・感覚障害

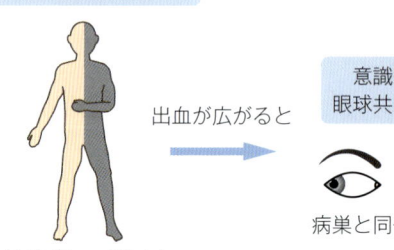

出血が広がると

意識障害
眼球共同偏倚

病巣と同側を向く

片麻痺 ＞ 感覚障害

2）視床出血 thalamic hemorrhage

代表例

単純CT

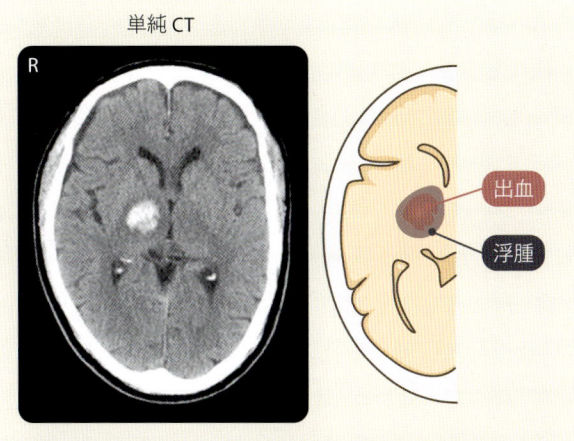

視床に高吸収を示す出血巣が認められ，周囲には淡い低吸収を示す浮腫を伴っています。本例では感覚障害に加え，内包の圧迫による左の片麻痺が出現しました。

出血
浮腫

症状と治療

麻痺や半身の感覚障害を生じますが，通常は片麻痺よりも感覚障害が目立ちます。

病変が上部脳幹に及ぶと，瞳孔や眼球運動の異常を呈します。鼻先をにらむような内下方を向く共同偏倚は重要な所見です。ときに，視床性失語を生じることもあります。

通常，血腫除去術の適応にはならず，薬物療法が主体となります。

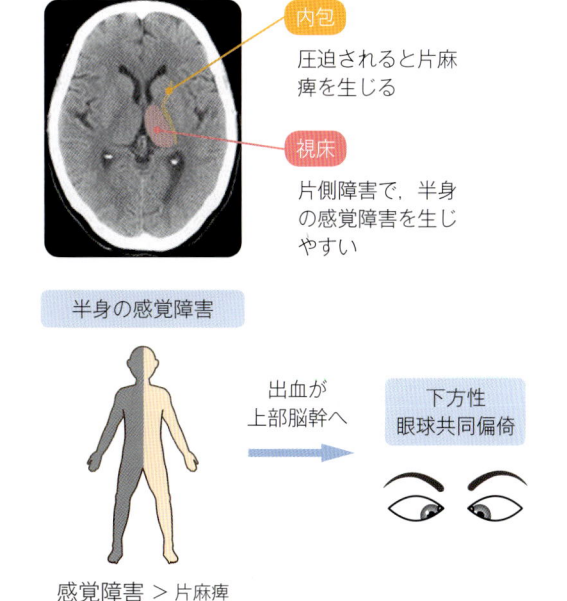

内包：圧迫されると片麻痺を生じる

視床：片側障害で，半身の感覚障害を生じやすい

半身の感覚障害

感覚障害 ＞ 片麻痺

出血が上部脳幹へ → 下方性眼球共同偏倚

第Ⅲ章　被殻出血／視床出血

3) 橋出血 pontine hemorrhage

代表例

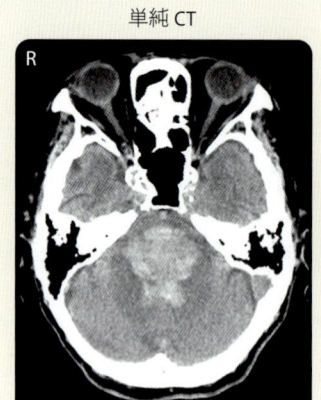

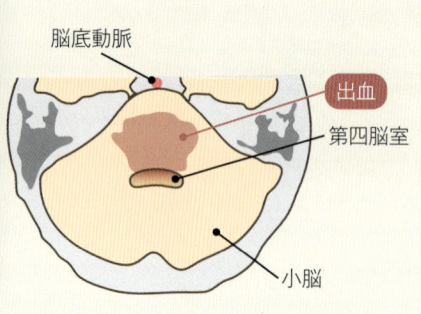

単純CT

脳底動脈
出血
第四脳室
小脳

橋のほぼ全体にわたり高吸収を示す出血が認められます。第四脳室と思われる部位へ出血が穿破しているため、水頭症への進展が予測されます。

症状と治療

瞳孔異常や眼球浮き運動など、眼症状がしばしば認められます。大出血では突然の昏睡状態に陥り、致命的となります。また、四肢麻痺を生じやすく、重症例では昏睡状態を伴う四肢麻痺とともに、しばしば除脳硬直がみられます。

通常は外科的治療の対象外です。

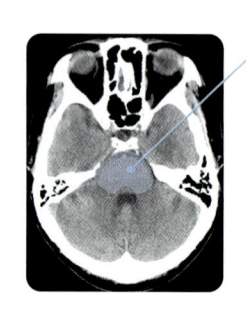

橋
四肢運動・感覚、眼球運動、瞳孔機能、意識などに関与している

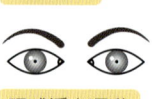

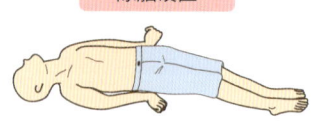

突然の意識障害
四肢麻痺
除脳硬直

針先瞳孔

眼球浮き運動

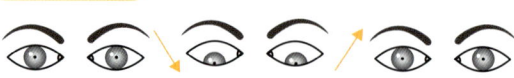

● MEMO
除脳硬直
　中脳ないし橋が両側性に障害され、脳幹と上部の脳が断たれた状態。四肢の抗重力筋の過緊張状態により、四肢が過剰に進展した肢位をとる。両上肢は肘で伸展し、前腕は回内、手関節は軽度屈曲する。両下肢は各関節で伸展、足関節は底屈する。

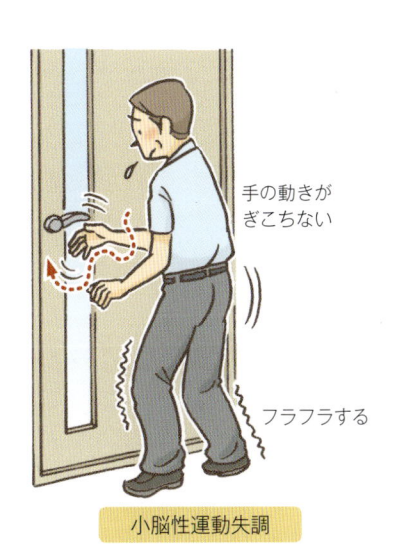

4) 小脳出血 cerebellar hemorrhage

代表例

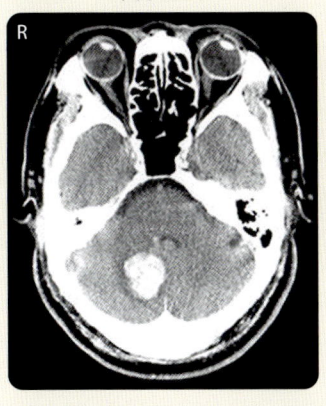

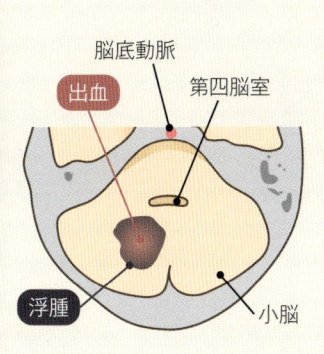

単純 CT

脳底動脈
第四脳室
出血
浮腫
小脳

右小脳半球に高吸収を示す出血巣が認められ，周囲には低吸収を示す浮腫がみられます。

症状と治療

めまい，嘔吐，頭痛のほか，小脳性運動失調や眼振をはじめとする小脳症状を呈します。最大径3 cm以上の出血や，水頭症を合併するような例では血腫除去術の適応となります。

⚠ **注意**
出血が第四脳室に穿破すると，急性水頭症をきたすため注意が必要です。

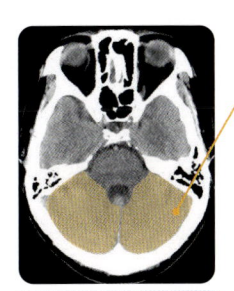

小脳
筋緊張・平衡の維持，運動の調整に関与している。障害によって，歩行障害，眼振，運動失調などがみられる

めまい，嘔吐，頭痛 ＋ 小脳症状

手の動きがぎこちない
フラフラする

小脳性運動失調

5）皮質下出血 subcortical hemorrhage

代表例

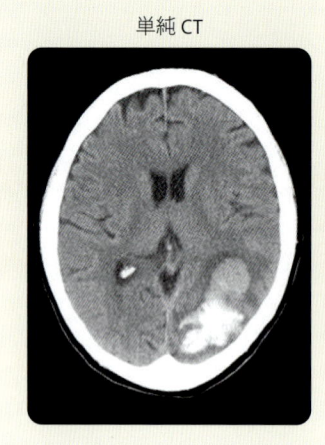

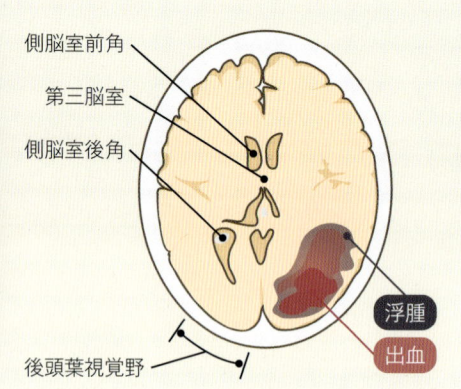

単純CT

- 側脳室前角
- 第三脳室
- 側脳室後角
- 後頭葉視覚野
- 浮腫
- 出血

頭頂葉から後頭葉の皮質下に高吸収を示す出血巣が認められ，周囲には低吸収を示す浮腫がみられます。側脳室後角は圧排され消失しています。

症状

　頭痛や運動麻痺，痙攣，失語など，出血の起こった脳部位の神経脱落症状を生じます。頭頂葉の出血が最も多く，血腫の大きさによっては意識障害をきたします。
　脳ヘルニア予防のため，血腫除去術が行われることがあります。

原因

　高血圧性のほか，微小動脈瘤や脳動静脈奇形，脳アミロイドアンギオパチー，腫瘍が挙げられます。若年者では脳動静脈奇形，高齢者では脳アミロイドアンギオパチー（p.58参照）の頻度が高いといわれています。

● MEMO
神経脱落症状
ある部位の神経組織が障害された場合に，その神経がつかさどる機能に障害が現れること。

> **注意！**
>
> ## 脳血管障害の程度は，刻々と変化する！
>
> 患者はSCUに日中入院しました。入院直後に実施したCT検査では，脳室に接するように右の放線冠に高吸収を示す比較的小さな脳出血（▶）を認めます。しかし，数時間以上経過した夜間に実施したCT検査では，血腫の増大と側脳室への脳室穿破が認められ，緊急に血腫除去術を行い救命することができました。患者は不眠のため入眠剤を服用していましたが，看護師が意識混濁と左片麻痺の増悪に気づき，担当医に報告したことが早期発見につながりました。
>
> このように，軽症に思える脳血管障害においても，入院中に重症化することもあります。意識状態をはじめとする定期的観察は欠かせません。入眠薬の投与にも注意が必要です。
>
> 入院直後 | 数時間後

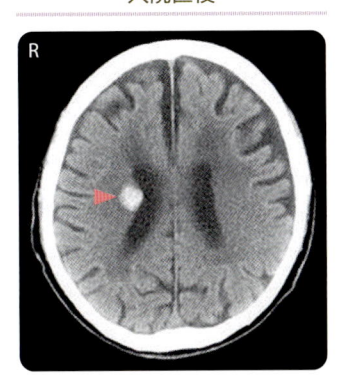

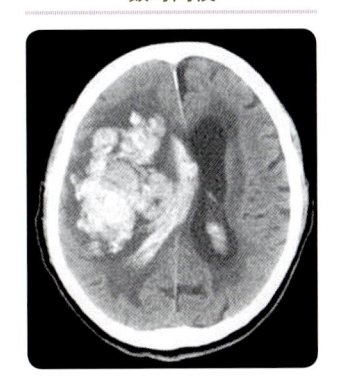

---

column

脳卒中患者の観察とアセスメントのポイント

● 脳神経症状の把握と変化の観察

入院時には意識状態，瞳孔，運動麻痺，言語をはじめとする神経症候を把握します。入院中も症状に変化がないかを注意深く観察しましょう。これがひいては，病変の増大や変化，再発の早期発見につながるのです。

● 全身状態の把握と変化の観察

脳卒中では，脳病変自体だけでなく，合併症により命を落とすことが多いことを忘れてはいけません。したがって，バイタルサインのチェックが必須です。特に意識障害や嚥下障害を伴う患者が多いため，誤嚥性肺炎の合併が常に問題となります。さらに，肺塞栓症をはじめとする全身の塞栓症の予防にも注意が必要です。

● 既往歴の把握

脳卒中患者の多くは高血圧や心疾患をはじめ，さまざまな基礎疾患を有しています。これら現病歴や既往歴の把握が重要であり，不整脈，虚血性心疾患，心不全など，起こり得る事象の予測が大切です。

● 褥瘡や拘縮予防

廃用による関節拘縮や褥瘡の合併防止のため，脳卒中では早期離床，早期のリハビリ開始が原則です。発症直後から体位変換を積極的に行い，関節可動域訓練も行っていきましょう。

● 転倒予防

高齢者，夜間せん妄などを伴う患者だけでなく，麻痺や歩行障害，平衡機能障害を生じている患者も多いため，転倒・転落には十分なアセスメントと予防策が必要です。入眠剤や安定剤などの使用時にはさらなる注意が必要です。

事故防止には，ベッド周囲の環境に注意を払うだけでなく，入室する部屋の位置や計画的なトイレ誘導などの工夫も必要です。

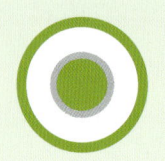

くも膜下出血

subarachnoid hemorrhage (SAH)

代表例

単純CT

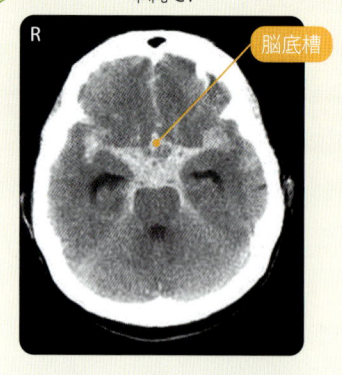

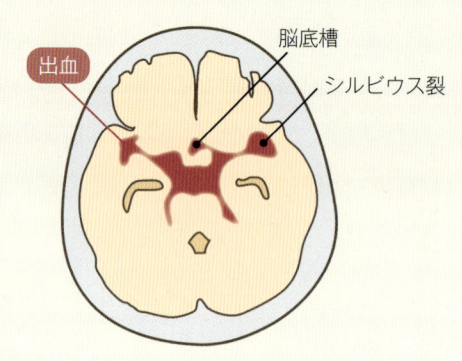

脳底槽
出血
シルビウス裂

内頸動脈分岐部動脈瘤（血管造影）

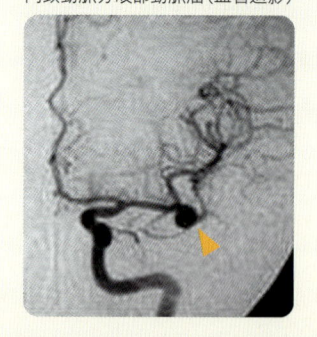

　くも膜下出血は，内頸動脈−後交通動脈分岐部，前交通動脈，中大脳動脈分岐部などに好発するので，まず脳幹レベルを確認します。

　左上図では，脳底槽やシルビウス裂に，高吸収域を認めます。このように，通常，低吸収を示す髄液腔は，くも膜下出血があると高吸収を示します。

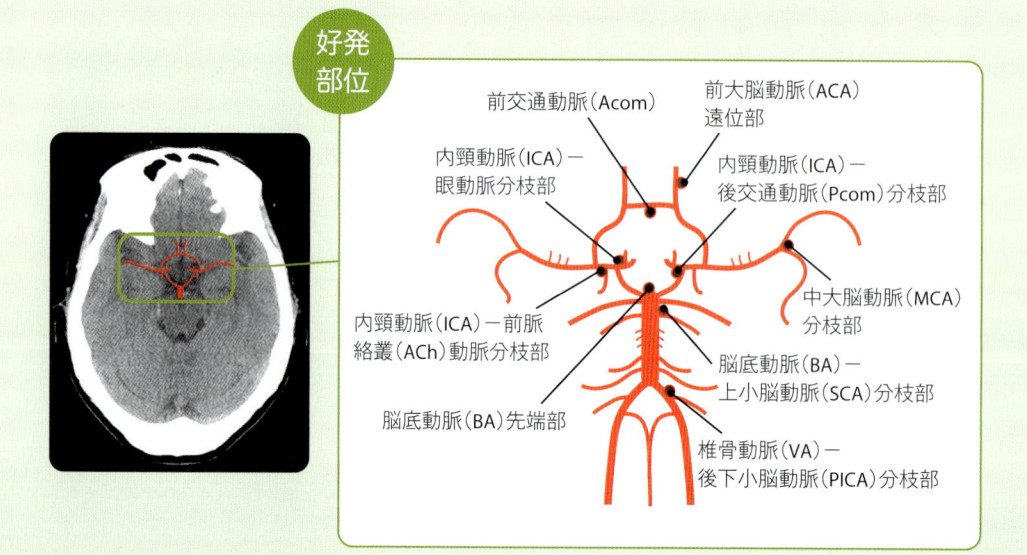

好発部位

- 前交通動脈（Acom）
- 前大脳動脈（ACA）遠位部
- 内頸動脈（ICA）−眼動脈分枝部
- 内頸動脈（ICA）−後交通動脈（Pcom）分枝部
- 内頸動脈（ICA）−前脈絡叢（ACh）動脈分枝部
- 中大脳動脈（MCA）分枝部
- 脳底動脈（BA）先端部
- 脳底動脈（BA）−上小脳動脈（SCA）分枝部
- 椎骨動脈（VA）−後下小脳動脈（PICA）分枝部

治療と経過

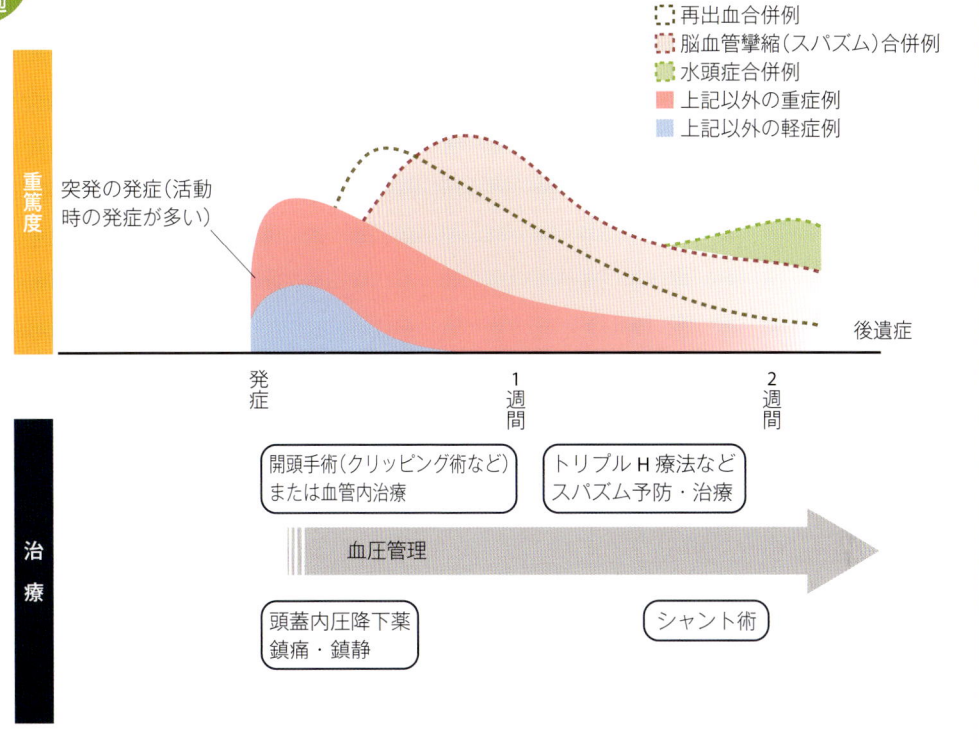

重篤度

- ······ 再出血合併例
- ---- 脳血管攣縮（スパズム）合併例
- ┄┄ 水頭症合併例
- 上記以外の重症例
- 上記以外の軽症例

突発の発症（活動時の発症が多い）

発症 ― 1週間 ― 2週間 → 後遺症

治療

開頭手術（クリッピング術など）または血管内治療

トリプルH療法などスパズム予防・治療

血圧管理

頭蓋内圧降下薬
鎮痛・鎮静

シャント術

第Ⅲ章　くも膜下出血

原因

脳動脈瘤の破裂によるくも膜下腔への出血がほとんどです。このほか脳動静脈奇形，もやもや病，脳血管炎など，動脈瘤以外の疾患も原因となります。脳卒中の約1割を占めます。

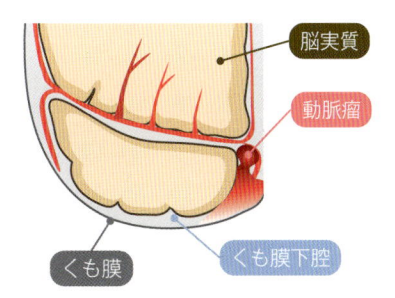

脳実質／動脈瘤／くも膜／くも膜下腔

くも膜下腔（脳の隙間）に血液が流れ込む

症状

　一般に，バットで殴られたような激しい頭痛で発症し，項部硬直などの髄膜刺激症候を認めます。脳動脈瘤の部位によっては，破裂前に圧迫による脳神経症状をきたして発見されることがあります（ex：動眼神経麻痺から内頸動脈－後交通動脈分岐部の動脈瘤が発見）。

　症状による重症度分類があります。

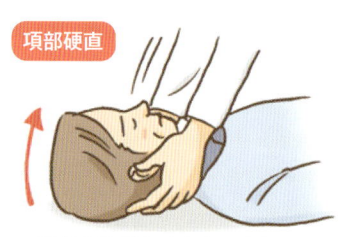

項部硬直

頭部を前屈するとき，頸部に強い抵抗がみられる

■ Hunt and Hess 分類（1968）

	特徴
Grade I	無症状か，最小限の頭痛および軽度の項部硬直をみる
Grade II	中等度～強度の頭痛，項部硬直をみるが，脳神経麻痺以外の神経学的異常はみられない
Grade III	傾眠状態，錯乱状態，または軽度の巣症状を示す
Grade IV	昏睡状態で，中等度～重篤な片麻痺があり，早期除脳硬直および自律神経障害を伴うこともある
Grade V	深昏睡状態で除脳硬直を示し，瀕死の様相を示す

■ WFNS 分類（1983）

	GCS	神経脱落症状
Grade I	15	－
Grade II	14～13	－
Grade III	14～13	＋
Grade IV	12～7	＋または－
Grade V	6～3	＋または－

治療

　可能なかぎり早急に動脈瘤の治療を行うことが基本です。脳動脈瘤クリッピング術が代表的ですが，動脈瘤トラッピング術，動脈瘤被包術などの開頭手術のほか，最近ではカテーテルを用いた血管内治療も行われます。

　術前管理：再出血，脳蓋内圧亢進による脳ヘルニアなどに注意し，血圧管理のほか，頭蓋内圧降下薬の投与や，鎮痛・鎮静を行います。

　術後管理：脳血管攣縮（スパズム）の予防が重要であり，塩酸　塩ファスジル点滴静注が行われます。このほかトリプルH療法（循環血液量増加，人為的高血圧，血液希釈）や，脳槽ドレナージ，オザグレルNaの経静脈的投与なども考慮されます。また，経皮的血管形成術などが行われる場合もあります。

　水頭症を併発した場合には，シャント術（脳室腹腔シャントまたは腰椎腹腔シャント）が行われます。

MCA分岐部の動脈瘤に対するクリッピング術

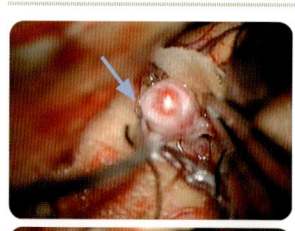

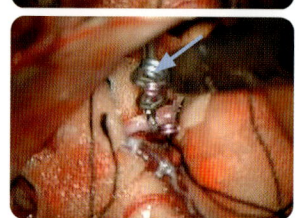

経過

くも膜下出血によって脳内に流れ込んだ血液が血管周囲に付着し，それが化学反応を起こして脳血管攣縮を生じます。出血量や動脈瘤の破裂回数が多ければ多いほど，脳血管攣縮が重症化しやすくなります。

⚠️ **注意** 脳血管攣縮が起こると，脳梗塞を併発することがあります（72時間〜2週間後，特に8〜10日がピーク）。また，再出血は初回出血後1週間以内（特に24時間以内）に起こるため，この時期には特に注意が必要です。

くも膜下出血における合併症と経時的変化

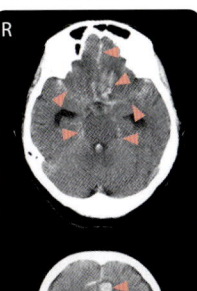

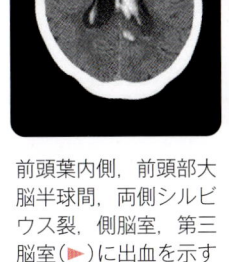

発症当日	2週間後	1か月半後	2か月後

発症当日: 前頭葉内側，前頭部大脳半球間，両側シルビウス裂，側脳室，第三脳室（▶）に出血を示す高吸収域がみられる。この後のMRA検査で動脈瘤が発見され，開頭脳動脈瘤クリッピング術を実施した。

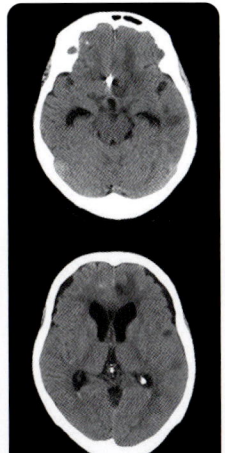

2週間後: 左側頭葉および側頭後頭葉（▶）に，脳梗塞の発症を示唆する低吸収域がみられる。

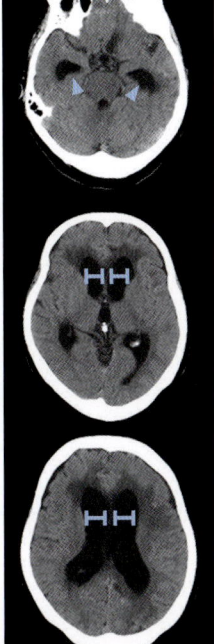

1か月半後: 脳室が拡大し（▶，H），水頭症を合併していることがわかる。

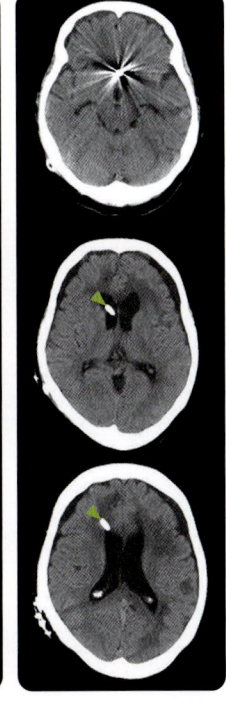

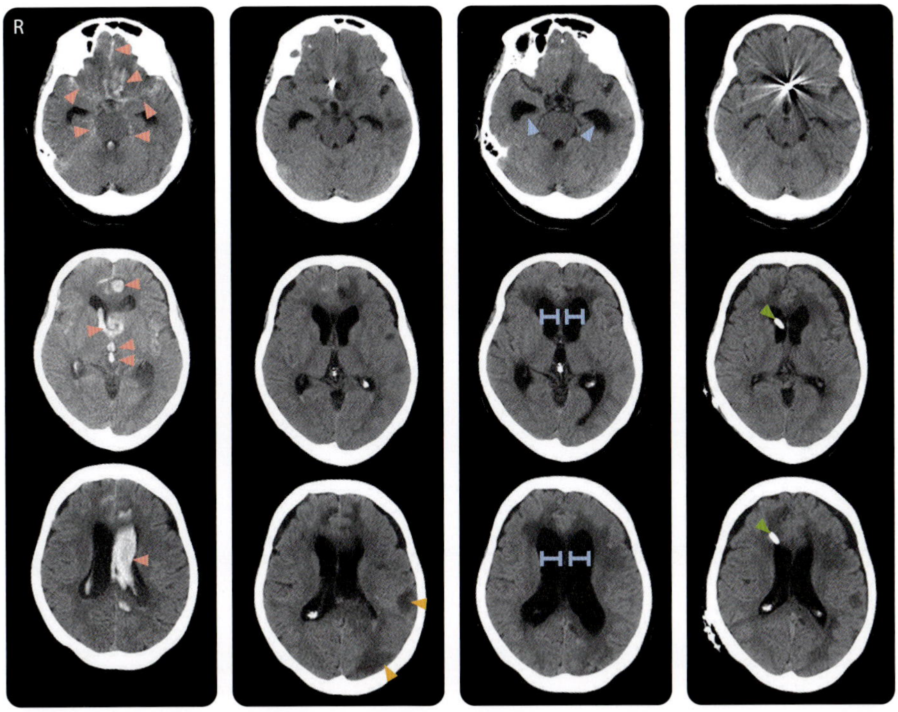

2か月後: シャント術を実施後，水頭症の所見が改善している。シャントチューブ（▶）の挿入が確認できる。

MRAでみると…

開頭脳動脈瘤クリッピング術後: MCAを中心に，血管が不整かつ不明瞭で，血管攣縮により脳梗塞を合併したことがわかる。

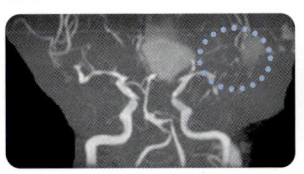

血管攣縮治療1か月後: 血管攣縮が改善している。

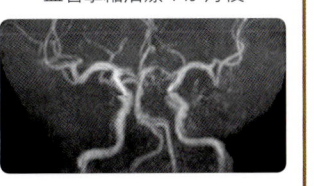

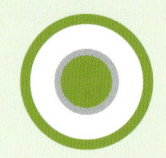

その他の脳血管障害

1）静脈洞血栓症 sinus thrombosis

代表例

発症直後 / ヘパリン点滴静注療法後
MRI-T2WI　脳血管撮影　MRI-T2WI

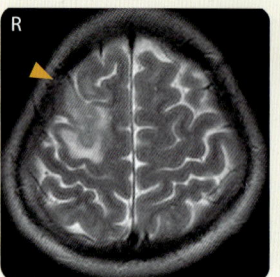

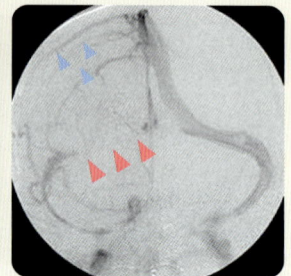

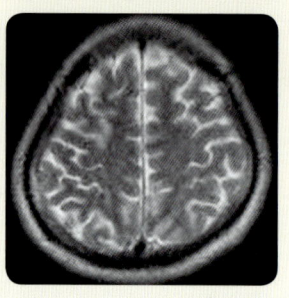

発症直後のMRIでは，右前頭葉（▶）に高信号域を認めます。脳血管撮影では右横静脈洞（▶）の描出が不良で，皮質静脈（▶）のうっ滞がみられます。ヘパリンの点滴静注療法を実施し，1週間後のMRI-T2WIでは病変がほぼ消失しています。

原因

静脈が血栓で閉塞することで，静脈性の脳梗塞や脳出血が生じることがあります。経口避妊薬やホルモン剤の使用，妊娠・出産に伴う血液凝固能の亢進などによって生じますが，原因が不明なことも少なくありません。

上矢状静脈洞の血栓症が最も多く，横静脈洞，海綿静脈洞などの血栓症もあります。

症状と治療

頭痛，嘔吐，痙攣，意識障害などをきたすほか，脳の局所症状もみられることがあります。

急性期にはヘパリンによる抗凝固療法，慢性期にはワルファリンによる抗凝固療法を行います。

2）高血圧性脳症 hypertensive encephalopathy

代表例

MRI-FLAIR

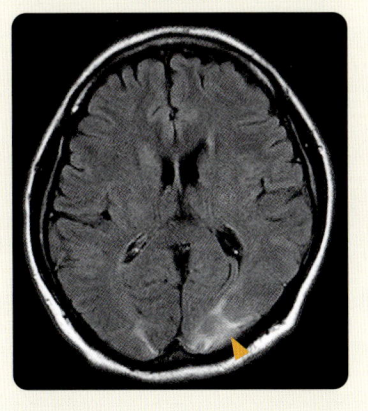

MRIでは，RPLS（reversible posterior leukoencephalopathy syndrome），あるいは可逆性後頭葉白質脳症（posterior reversible encephalopathy syndrome：PRES）と呼ばれる所見（▶）を認めることがあります。通常は可逆性であり，適切な治療により症状の軽快とともに病変が消失するのが特徴です。また，後方循環の支配領域に病変が出現するのが典型ですが，他の部位に起こることもあります。

原因

高血圧患者や急性腎障害，妊娠高血圧症候群などで，血圧が著明に上昇したことにより生じます。脳血流が急激に上昇すると，血管透過性が亢進し，脳浮腫が起こるのです。

症状と治療

急激な血圧上昇に伴い，頭痛，視力障害，痙攣，意識障害などをきたします。厳格な血圧管理が治療の基本であり，適切に加療されれば後遺症なく改善します。

⚠注意
血圧の変化，脳圧亢進症状に対する十分な観察を行いましょう。

第Ⅲ章　その他の脳血管障害

IV

症候と脳画像

1. 意識障害 disturbance of consciousness

画像の特徴

　意識の維持には，延髄から脳幹を上行し視床に向かう経路（上行性網様体賦活系➡）と，視床に到達後，大脳皮質に情報が伝達される経路（視床下部調節系➡）が関与しています。この部位を障害するような脳血管障害では，意識障害をきたします。

　このため，脳幹部の脳血管障害では意識障害をきたしやすくなります。また，大脳半球の広範な脳血管障害や，テント上の限局性病変でも，両側視床内側など特定の部位の障害では高度な意識障害をきたします。

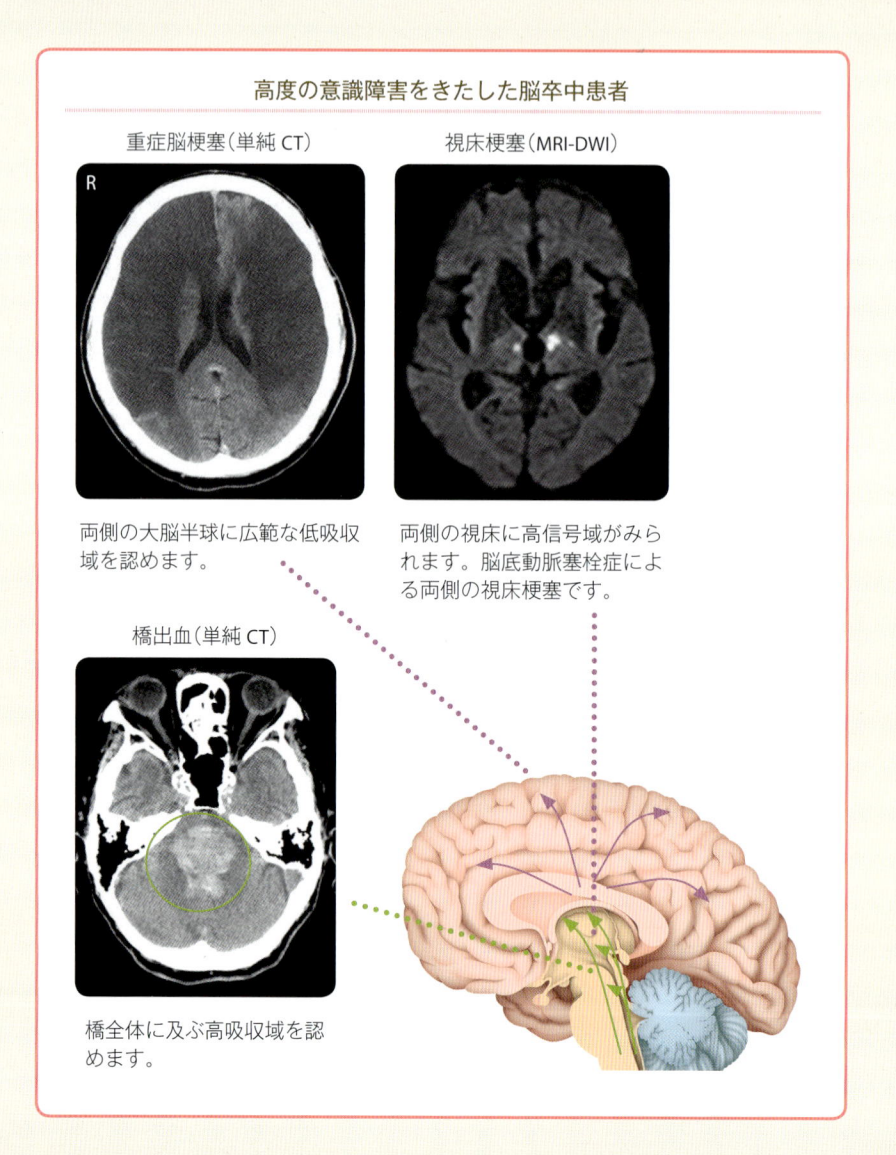

高度の意識障害をきたした脳卒中患者

重症脳梗塞（単純CT）
両側の大脳半球に広範な低吸収域を認めます。

視床梗塞（MRI-DWI）
両側の視床に高信号域がみられます。脳底動脈塞栓症による両側の視床梗塞です。

橋出血（単純CT）
橋全体に及ぶ高吸収域を認めます。

One Point　意識障害時にみられる瞳孔・呼吸所見と病巣

　脳幹は生命維持に重要な部位です。意識の維持のほか，延髄には呼吸や循環の中枢があります。したがって，脳幹を直接に障害する脳血管障害や，ヘルニアによる二次的な障害をきたすような病態には注意が欠かせません。

　ベッドサイドでは，Japan Coma Scale（JCS）やGlasgow Coma Scale（GCS）で意識レベルを経時的に評価することはもちろん，瞳孔，対光反射，呼吸状態なども経時的に観察記録しておくことが重要です。

間脳
縮瞳，一側性障害ならホルネル症候群
対光反射（＋）

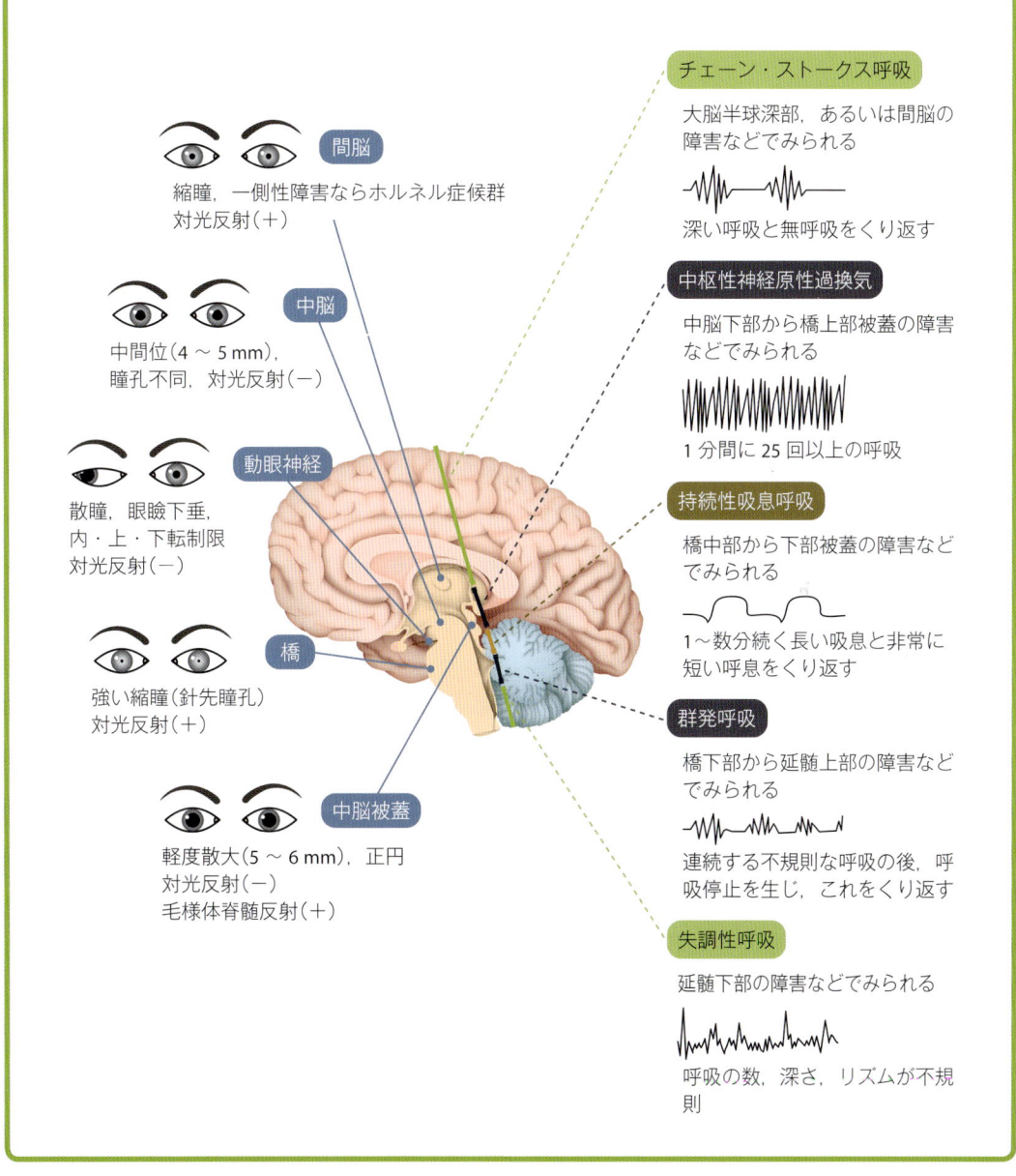

中脳
中間位（4〜5 mm），
瞳孔不同，対光反射（−）

動眼神経
散瞳，眼瞼下垂，
内・上・下転制限
対光反射（−）

橋
強い縮瞳（針先瞳孔）
対光反射（＋）

中脳被蓋
軽度散大（5〜6 mm），正円
対光反射（−）
毛様体脊髄反射（＋）

チェーン・ストークス呼吸
大脳半球深部，あるいは間脳の障害などでみられる

深い呼吸と無呼吸をくり返す

中枢性神経原性過換気
中脳下部から橋上部被蓋の障害などでみられる

1分間に25回以上の呼吸

持続性吸息呼吸
橋中部から下部被蓋の障害などでみられる

1〜数分続く長い吸息と非常に短い呼息をくり返す

群発呼吸
橋下部から延髄上部の障害などでみられる

連続する不規則な呼吸の後，呼吸停止を生じ，これをくり返す

失調性呼吸
延髄下部の障害などでみられる

呼吸の数，深さ，リズムが不規則

第Ⅳ章　意識障害

2. めまい vertigo / dizziness

画像の特徴

多くは，小脳，脳幹(中脳，延髄，橋)など，後方循環系の脳血管障害で生じます。脳幹部の小梗塞は，CT では確認できないことが多いので，MRI で確認するとよいでしょう。

めまいを主訴とした脳梗塞患者の病変分布（MRI-T2WI でのイメージ）

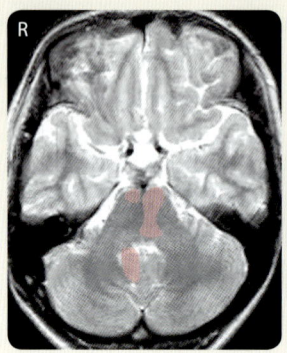

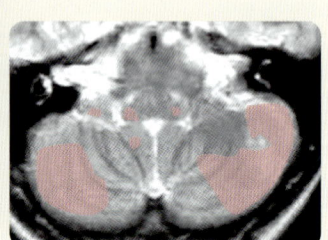

●●● 特　徴

　めまいが脳卒中の主訴になる頻度は意外と少ないのですが，見逃せない重要な症状です。

　脳卒中でみられるめまいの多くは非回転性ですが，脳幹にある前庭神経核の障害などでは，回転性めまいを生じます。めまいを生じる原因はさまざまですが，構音障害を代表とする他の神経症候がある場合には，脳卒中の可能性が高いといえます（例えば，小脳梗塞では，めまいのほか，頭痛や嘔吐，構音障害，四肢・体幹の運動失調などもみられます）。

　脳卒中のめまいは，少なくとも 20～30 分，通常は 2～3 時間ほど症状が持続します。

One Point　頭痛と脳卒中

　頭痛をきたす代表的な脳血管障害はくも膜下出血です。くも膜下出血では突然激しい頭痛で発症します。脳出血でも頭痛を伴うことが多々あります。

　一方，脳梗塞では頭痛が前景となることは多くはありませんが，後方循環系の脳梗塞ではしばしば頭痛を伴うことがあります。

　このほか，頭痛を伴う脳血管障害としては，静脈系の脳血管障害を忘れてはいけません。脳動脈解離も頭痛あるいは頸部痛を生じるため，念頭に置くべき病態です。

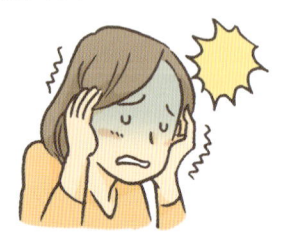

3. 痙攣発作 convulsant seizure

画像の特徴

　脳卒中でみられる痙攣発作と脳卒中後てんかんとは同義ではありませんが，ここでは痙攣発作としてまとめます。
　脳出血，脳梗塞のいずれにも生じますが，脳卒中に合併する痙攣は大脳皮質を含む病変で多くみられます。

遅発性痙攣をきたした脳梗塞患者の脳画像

脳梗塞初期

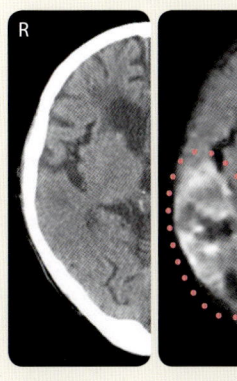

単純CT（左）では病巣は明瞭ではありませんが，MRI-DWI（右）では，側頭葉付近に高信号域がみられます。

発症1年後（痙攣発作発症時）

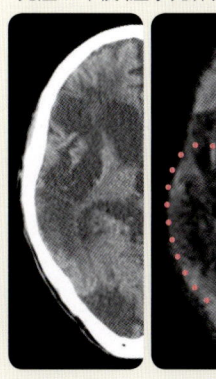

単純CT（左）では，梗塞を示す低吸収域がはっきりとわかります。MRI-DWI（右）では，この部分が低信号を示し，陳旧性の梗塞であることがわかります。

●●● 特　徴

　高齢者のてんかんで最も多いのが，脳卒中に起因するものといわれています。典型的な痙攣発作のほか非痙攣性も多く，意識障害，失語，麻痺などが主症状となることもあります。また，発作後にもうろう状態が数時間から数日単位で遷延することがあります。
　脳卒中による痙攣発作は，時間経過によって，発症早期に生じる早発性痙攣発作（early seizure）と，発症後2週間以降に生じる遅発性痙攣発作（late seizure）に分けられます。多くは遅発性痙攣発作であり，皮質を含むような血管障害では，遅発性痙攣発作をきたしやすくなります。

早期性痙攣発作（early seizure）　　遅発性痙攣発作（late seizure）

発症　　　　　2週間

4. 失　語 aphasia

画像の特徴

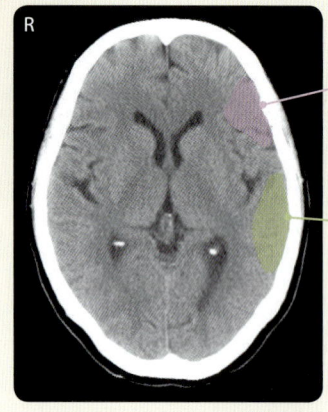

ブローカ野（運動性言語中枢）

ウェルニッケ野（感覚性言語中枢）

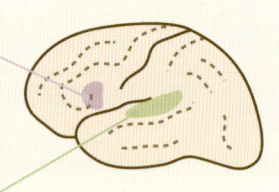

（単純CT）

優位半球（通常は左）にある脳の言語領域が障害された時に起こります。言語中枢としては運動性言語中枢（ブローカ野），感覚性言語中枢（ウェルニッケ野）がよく知られています。またこの2つをつなぐ，弓状束や角回などの障害でもさまざまな失語症状が生じます。

●◐◯ ブローカ失語（運動性失語）

　他人の話していることは理解できるものの，言いたいことを言葉にすることが難しく，会話はたどたどしい（非流暢性）のが特徴です。病変の広がりによって，しばしば反対側の片麻痺（通常は右）を伴います。

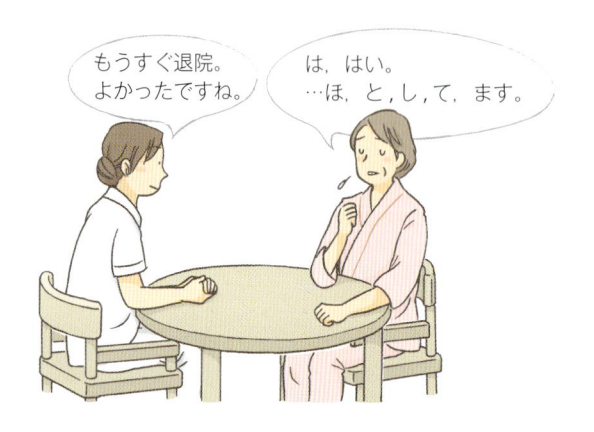

もうすぐ退院。よかったですね。

は，はい。…ほ，と，し，て，ます。

●MEMO
優位半球
　優位半球は利き手と関連性があるが，全般的には90％以上が左大脳半球にある。

ブローカ失語を呈した1例（MRI-DWI）

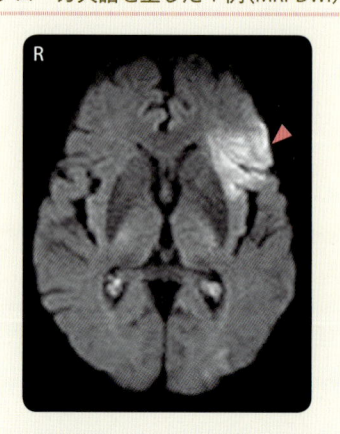

左前頭葉後部から側頭葉にかけて高信号域（▶）を認めます。

●●● ウェルニッケ失語(感覚性失語)

他人の話していることが理解できず，会話はかみ合いませんが，多弁です(流暢性)。病変の広がりによって，反対側の同名性半盲を伴うことが多々あります。

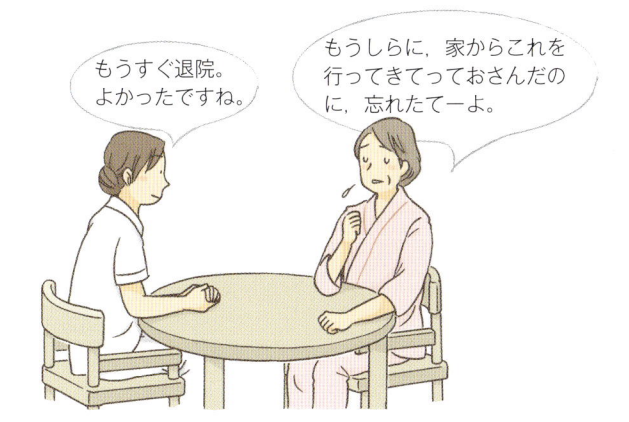

ウェルニッケ失語を呈した1例(MRI-DWI)

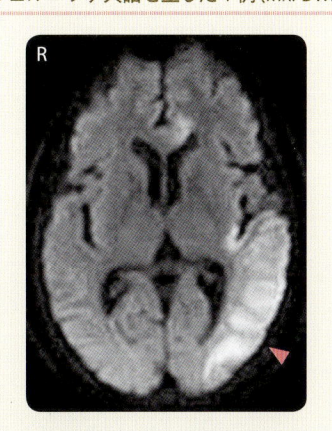

左側頭葉に高信号域(▶)を認めます。

もうすぐ退院。よかったですね。

もうしらに，家からこれを行ってきてっておさんだのに，忘れたてーよ。

●●● その他の失語

ブローカ野とウェルニッケ野が広範に障害されれば，全失語となります。このほか，伝導性失語，健忘性失語，超皮質性運動性あるいは感覚性失語などがあります。

右半球の言語領域の障害で，失語をきたすこともあります。

⚠注意

失語は，「話す・聞く・書く・読む」のいずれか，または複数の障害を指し，構音障害(p.98)は含まれません。

●MEMO
交叉性失語
右利き患者で，右大脳半球(劣位半球)障害により失語症を生じる場合がある。これを交叉性失語という。

One Point 失語症患者へのケア

失語症が起こると，言いたいことが伝えられず，混乱したり，会話に疲れ切ってしまうこともよくあります。失語のある患者と接する時には，焦らず，根気よく傾聴することが大切です。

なかには，話し言葉の理解ができない患者もいますが，話している人に注意を向けているかどうかを観察することで，理解の程度を把握することもできます。このほか，
・必要事項を単語や短い文を用いて，ゆっくりはっきり話す
・身振りを交えたり，対象物を示して話す
・文字や絵をかいて説明する
といった工夫も必要です。

	自発話	話し言葉の理解	復唱	呼称	書字	音読／文章理解
全失語	非流暢	×	×	×	×	×／×
ブローカ失語	非流暢	△	×	△	×	×／△
ウェルニッケ失語	流暢	×	×	×	×	×／△
伝導性失語	不定	○	×	△	△	△／△
健忘性失語	流暢	○	○	×	×	△／△
超皮質性運動性失語	非流暢	○	○	△	△	△／○
超皮質性感覚性失語	流暢	×	○	×	×	×／×

第Ⅳ章 失語

5. 失 行 apraxia

画像の特徴

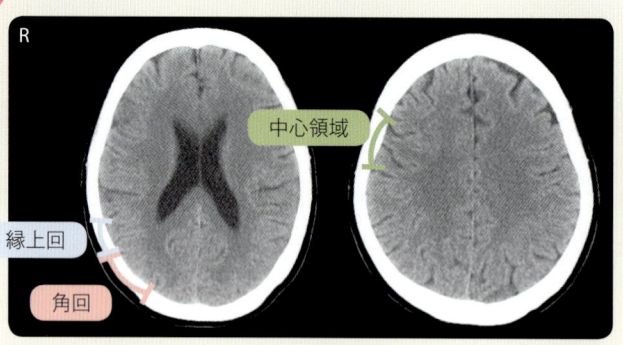

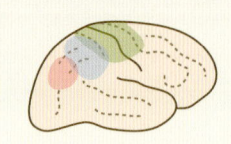

（単純CT）

- 観念運動性失行の責任病巣
- 観念性失行の責任病巣
- 肢節運動失行の責任病巣

中心領域
縁上回
角回

主に頭頂葉病変でみられます．前頭葉や脳梁の病変で起こることもあります．

観念運動性失行 ideomotor apraxia

「バイバイ」「おいでおいで」「歯をみがくまね」などの簡単な動作を口頭で指示したり，実際にやって見せてもできない状態をさします．帰り際に「バイバイ」をするなど，意識せずに行う場合（自動運動）には，その動作をできるのが特徴です．

病巣は，左頭頂葉の縁上回，左頭頂小葉の皮下・皮質下で，症状は右手にも左手にも生じます．

観念運動性失行患者のMRI-DWI

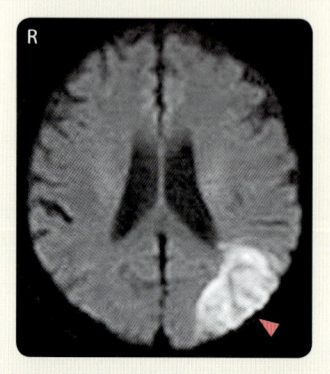

左角回に高信号域（▶）を認めます．

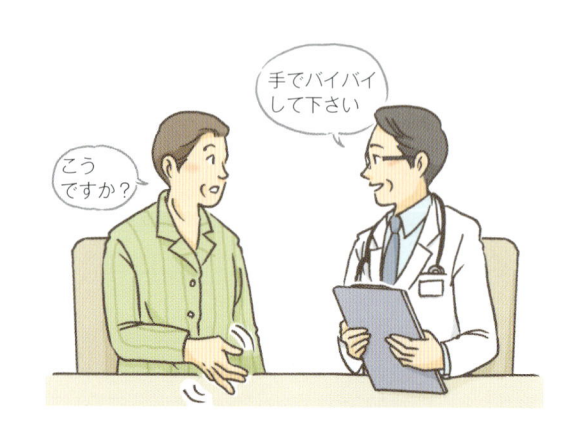

● MEMO
失行
　どのような運動を行うべきか正しく認識できているにもかかわらず，その行為を正しくできない状態．局在性脳損傷により現れる後天的な運動障害の1つで，運動麻痺，不随意運動，運動失調，感覚障害，精神症状などでは説明できない．

「手でバイバイして下さい」
「こうですか？」

観念性失行 ideational apraxia

便箋を三つ折りにすることはできますが，便箋を三つ折りにして封筒に入れようとすると，封筒を三つ折りにしたり，便箋を入れずに封を閉じたりします。このようにいくつか組み合わさった動作（系列行為）を行おうとすると，その順序や行為の対象を間違える障害です。運動の概念そのものが障害されているために起こるものと考えられています。

病巣は，左頭頂葉後部，すなわち左角回を中心とする領域で，症状は左右の手に同様に生じます。

肢節運動失行 limb-kinetic apraxia

硬貨をつまめない，ボタンを掛けられないといった，熟練した運動がうまくできない（稚拙化した）状態です。中心領域（中心溝を挟む前後の領域）が責任病巣とされており，症状は病巣の反対側に生じます。

> **One Point　失行のある人のケア**
>
> 失行のある患者は，「できない」ことを自覚していることがあります。よって，患者の気持ちを傷つけないよう，さりげなく介助したり，慌てずゆっくり行うよう声をかけたりすることも大切です。

---

column　さまざまな失行

● **構成失行**

図形の構成ができなくなる失行です。図の写生，平面的図形構成，立方体構成がうまくできません。構成失行では，影絵の狐など，指パターンの模倣もできないことが多く，操作の空間的形態が障害される行為障害と考えられています。

頭頂葉の障害で起こると考えられており，左右で障害のパターンが異なるという説もあります。

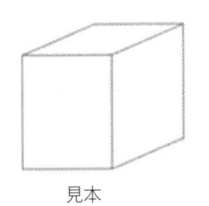

見本　　患者による模写

● **口舌顔面失行**

口笛をふく，舌打ちをするといった動作ができなくなる失行です。観念運動性失行が口舌顔面領域に起こった場合ととらえることができます。球麻痺とは異なり，運動神経核の障害によって生じたものではありません。

● **着衣失行**

衣服の表裏を間違えたり，合わせ方を間違えたり，高度の場合には着たり脱いだりすることができない障害です。衣服の各部位と自己身体の空間的な位置関係の把握障害と考えられています。半側空間無視によるものは含みません。多くは，右半球頭頂葉の障害で起こります。

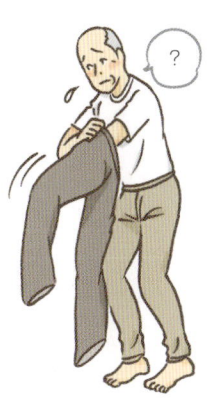

6. 失認 agnosia

画像の特徴

視覚性失認に関連する部位（単純CT）

（海馬傍回／紡錘状回／舌状回）

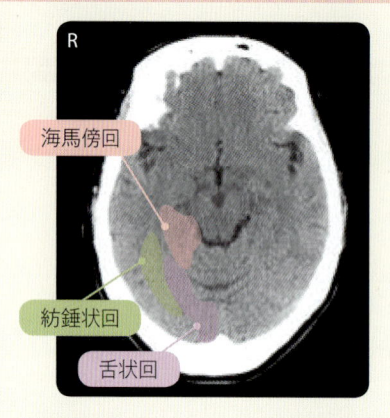

視覚性失認では，主に一次視覚野のある後頭葉が関与しています。多くは，両側性の障害で生じます。

聴覚性失認に関連する部位（単純CT）

（側頭葉）

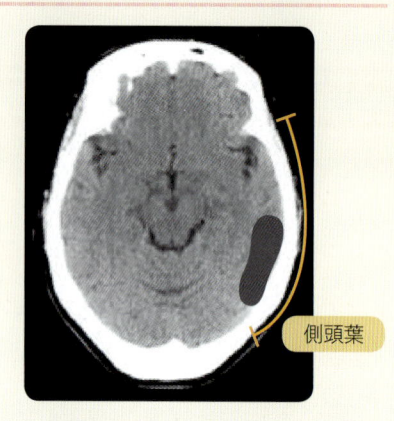

聴覚性失認では，一次聴覚野のある側頭葉が主に関与しています。通常は，両側性あるいは左側病変で生じます。

触覚性失認に関連する部位（単純CT）

（頭頂葉）

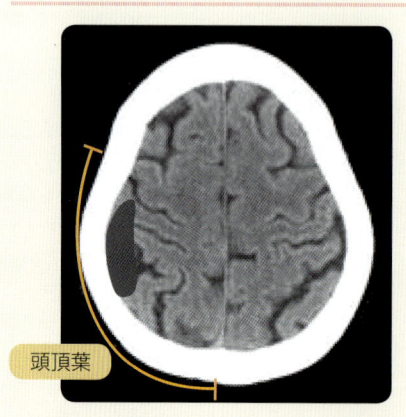

触覚性失認では，一次感覚野のある頭頂葉が主に関与しています。左右いずれの病変でも生じます。

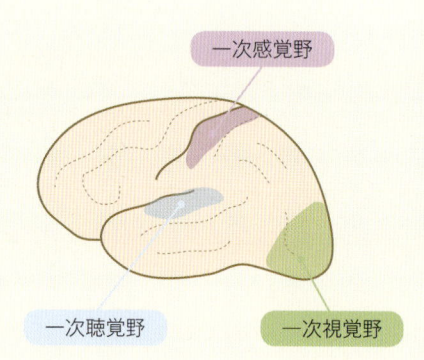

（一次感覚野／一次聴覚野／一次視覚野）

● MEMO
失認

　視覚や聴覚など，1つの感覚を通しては対象を認知できないが，他の感覚を介すればそれが何であるかが即座にわかる状態。ただし，対象の認知の妨げとなるような意識障害や全般性の認知機能低下がなく，要素的な感覚は保たれている。

視覚性失認 visual agnosia

みている限りはそれが何であるかはわかりませんが，音や声を聞いたり，触ったりするなど他の感覚を介すればそれが何であるかが即座にわかる状態です。視力には問題がありません。

視覚性失認のうち，家族などの熟知している人の顔をみても誰だかわからない状態を，相貌失認といいます。

網膜から入った視覚情報は，色，形，位置などの要素ごとに処理され，1つの情報として認知されます。このため，視覚性認知障害は，視覚情報の種類によってその障害部位が異なり，相貌失認，物体失認，地誌的失認（街並失認，道順障害など）と，障害される対象別に呼称することがあります。

道順障害に関連する部位（単純CT）

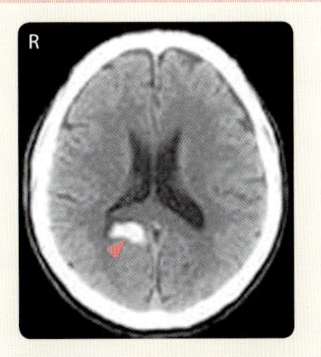

この患者は，通い慣れた道で自宅への帰りかたがわからなくなり病院に受診しました。脳梁膨大部後域（▶）に脳出血が認められます。

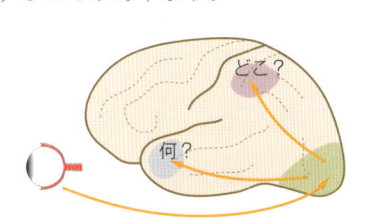

相貌失認：みても誰だかわからないが，声を聞けばわかる

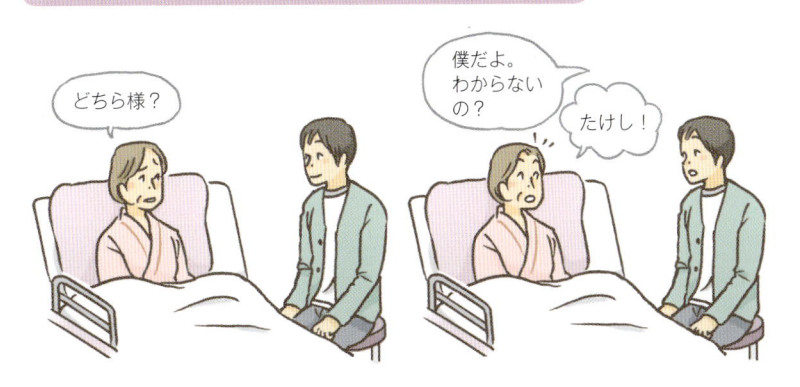

どちら様？

僕だよ。わからないの？

たけし！

物体失認：みても何だかわからないが，触ればわかる

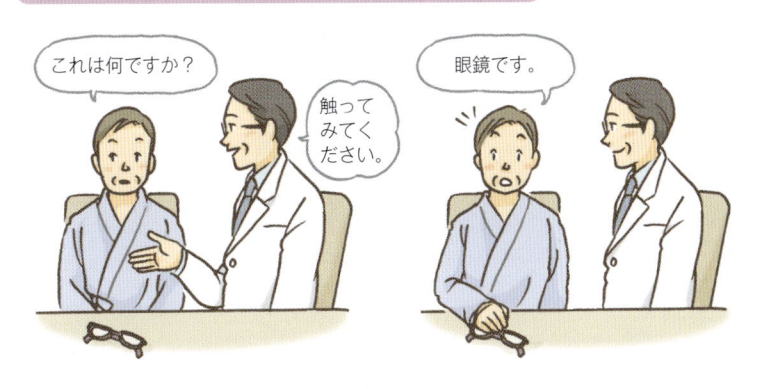

これは何ですか？

触ってみてください。

眼鏡です。

第Ⅳ章　失認

聴覚性失認 auditory agnosia

　インターホンの音や電話の着信音，犬の鳴き声など，音は聴こえているもののそれが何であるかがわからない病態です。非言語音のみが障害されている場合と，言語音も障害されている場合とがあります。
　失語症と違って文字は読めるので，筆談は可能です。

⚠️ 注意

　聴覚性失認では，音としての認識はあります。耳元で大きな声で話をしても理解できないばかりか，不快感を与えることになります。

触覚性失認 tactile agnosia

　ポケットやカバンの中にあるものを触っても，それが何であるかわからない状態です。みればわかるので，患者が症状を訴えることはほとんどありません。

One Point　失認のある人のケア

　失認のある患者の多くは自覚症状がなく，また周囲からは認知症と誤解されがちです。しかし，他の感覚器を用いれば知覚できます。
　患者・家族には，どの感覚器に障害があるのかを説明し，障害への気づきを促します。そして，視覚性失認の場合には，口頭で説明するなど，障害されていない感覚器を用いて日常生活が送れるように働きかけましょう。

column　交代性感覚障害と解離性感覚障害

　顔面と躯幹・四肢のしびれや感覚障害が左右で交代するものを，交代性感覚障害と呼びます。これは延髄の梗塞によるワレンベルグ症候群に特徴的な症状です。また，ワレンベルグ症候群では温痛覚が障害される一方，触圧覚が保たれます。これを解離性感覚障害といいます。

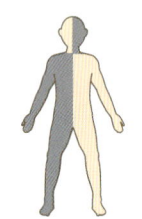

交代性感覚障害（■障害部位）

交代性感覚障害をきたした脳梗塞患者の MRI-DWI

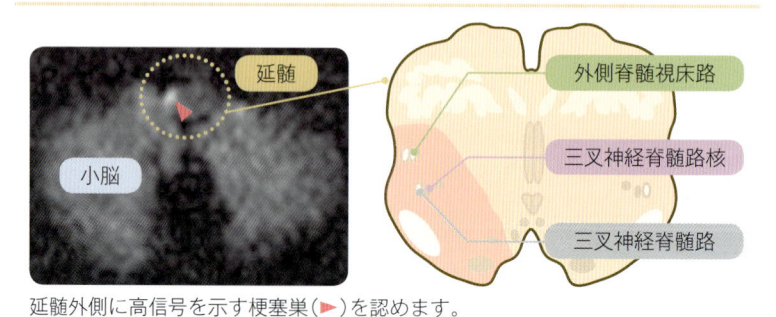

延髄
小脳
外側脊髄視床路
三叉神経脊髄路核
三叉神経脊髄路

延髄外側に高信号を示す梗塞巣（▶）を認めます。

7. 半側空間無視 hemispatial neglect

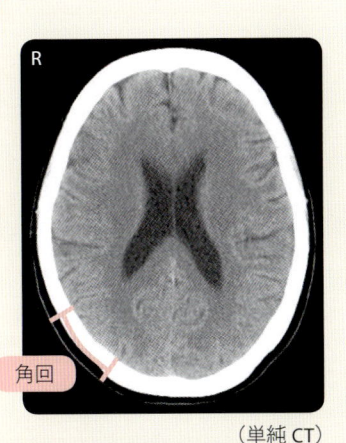

画像の特徴

責任病巣は必ずしも明らかではありませんが，右大脳半球，特に下頭頂小葉後部（角回）付近が重視されています。
右大脳半球の広範な脳卒中では，しばしばみられる症状です。

角回

（単純CT）

●●● 特　徴

大脳半球が障害されて半側からのあらゆる刺激（視覚，聴覚，触覚など）を認識できなくなる症候です。失認の一種としてもとらえることができます。

食事の際に，左側に置かれた食器のものを食べない，皿の中の左側のものを食べ残すといったことで周囲が気づくことが少なくありません。みているものだけでなく，患側の注意力に欠けます。しかし，患者本人はその病態に対して，無関心な（気づいていない）ことが多いのも特徴です。

見本　　患者による模写

⚠ 注意

左側にいる人物や壁に気づかずにぶつかったり，左側の手足を置き去りにしたまま車椅子で移動しようとするなど，事故を起こす危険性があります。このため，無視側への注意を促すことが大切です。また，話しかけるときには，非無視側に立ちましょう。

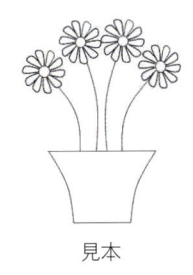

column　ゲルストマン症候群

ゲルストマン症候群は左頭頂葉の角回付近の障害でみられる症候です。手指失認，左右失認，失計算，失書の組み合わせが典型的ですが，必ずしもこれらすべての症状が現れるとは限りません。

角回は，視覚・体性感覚・運動・言語などの機能を連合する部位であるため，このような多数の症状が現れるのです。

第Ⅳ章　半側空間無視

8. 運動麻痺 motor paralysis

画像の特徴

　随意運動を司る錐体路（皮質脊髄路とも呼ばれます）は，主として大脳皮質の一次運動野の神経細胞に始まり，半卵円中心，放線冠を通り，内包，中脳（大脳脚），橋（底部），延髄（錐体）を経て対側に交叉します。したがって，これらの部位を含む脳血管障害では反対側の麻痺を生じます。

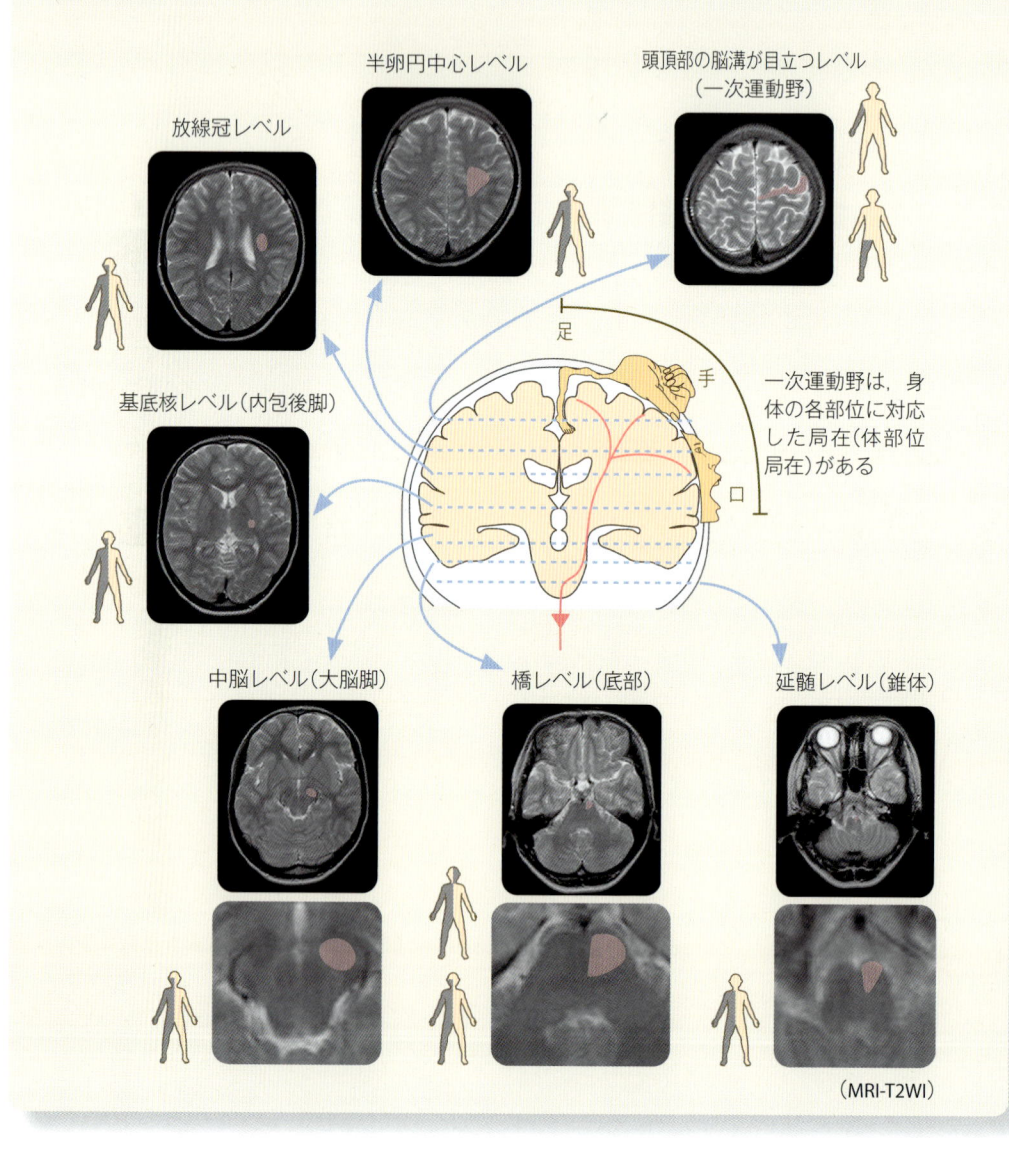

放線冠レベル

半卵円中心レベル

頭頂部の脳溝が目立つレベル（一次運動野）

基底核レベル（内包後脚）

足　手　口

一次運動野は，身体の各部位に対応した局在（体部位局在）がある

中脳レベル（大脳脚）

橋レベル（底部）

延髄レベル（錐体）

（MRI-T2WI）

●●●● 特　徴

　脳血管障害では片麻痺を生じることが多々あります。病変部位や広がりによって，上肢あるいは下肢優位の片麻痺，単麻痺や限局性麻痺を生じます。四肢麻痺，対麻痺，交代性麻痺を生じる場合もあります（p.84, p.88 column 参照）。

　脳卒中の片麻痺では顔面を含む場合がありますが，通常は顔の下半分の麻痺（中枢性顔面神経麻痺）です。顔面神経の位置する橋下部の血管障害では，病側の顔面全体の麻痺（末梢性顔面麻痺）と病側と対側の片麻痺（交代性片麻痺）を生じます。

⚠ 注意

　麻痺の初期はしばしば筋肉が弛緩していますが（弛緩性麻痺），次第に筋緊張が強くなり（痙性麻痺），拘縮をきたすことがあります。このため，急性期から麻痺のある部位の関節運動などを行うことが重要です。

　また，下肢に麻痺がある場合は転倒しやすいため，移動時には，スリッパではなく靴を履いてもらうようにしましょう。

運動麻痺を生じた脳梗塞患者のMRI-DWI

片麻痺（延髄腹内側脳梗塞）　片麻痺（橋腹内側梗塞） 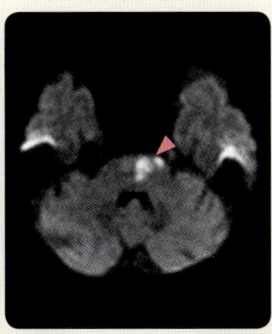　片麻痺（放線冠梗塞）

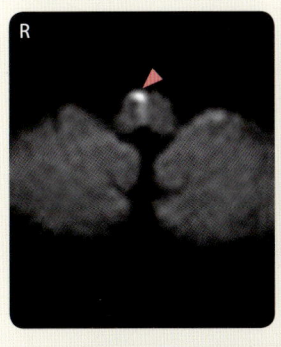

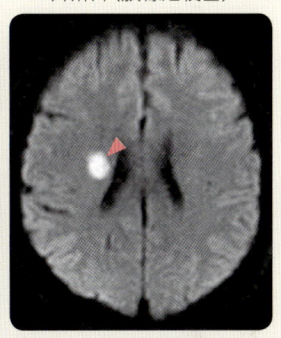

四肢麻痺（脳幹の両側大脳脚の梗塞）
脳幹では左右の錐体路が近接しているため，脳幹部の血管障害では，四肢麻痺を生じることがあります。 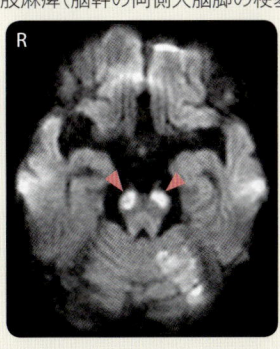

手の限局性麻痺（一次運動野の梗塞） 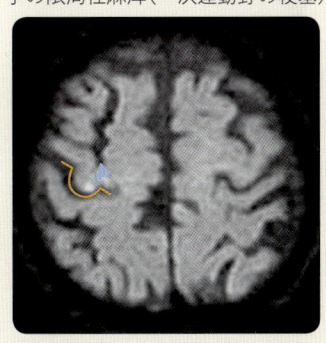
一次運動野における手の領域は逆Ω形をした脳溝の前方に存在します。上図の症例では，この部位の梗塞（▶）で，小指にほぼ限局した麻痺が現れました。

One Point　麻痺の評価

麻痺の評価法はさまざまなものがあり，患者の状態に応じて使い分けます。

意識のある患者ではバレー(Barré)試験やミンガッチーニ(Mingazzini)試験と呼ばれる手技があります。上肢は手掌を上に向けて維持してもらいますが，麻痺側は回内しながら肘が屈曲するのが典型です。下肢は臥位になり，股関節と膝関節を90度屈曲して維持してもらいますが，麻痺側は早く落下します。

意識障害のない患者では，上肢，下肢を検者が他動的に持ち上げて手を離すと，瞬時に落下してしまうほうが麻痺側です。痛み刺激による反応をみるのも1つの方法で，麻痺側は痛み刺激に反応しません。このほか，t-PAによる血栓溶解療法時にも汎用されるNational Institute of Health Stroke Scale(NIHSS)にあるように，上肢や下肢の挙上時間を評価したり，握手を行わせたりする評価法もあります。

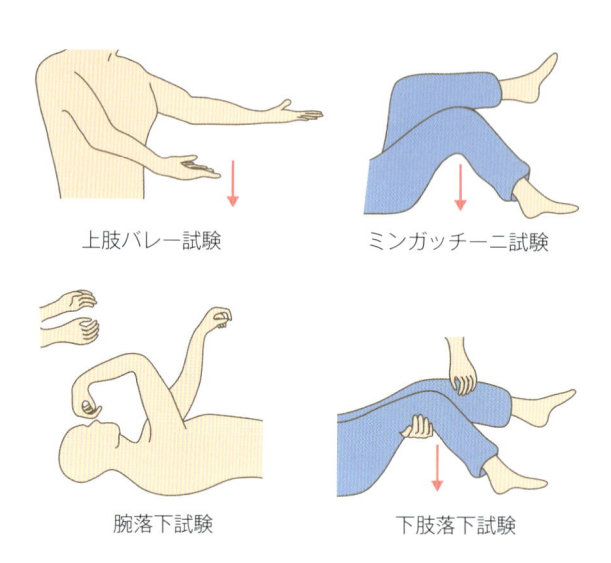

上肢バレー試験　　ミンガッチーニ試験

腕落下試験　　下肢落下試験

column　限局性麻痺，対麻痺，交代性麻痺

● **限局性麻痺**

一次運動野には，体部位局在があります。この領域における局所性障害で，対応した身体部位の限局性麻痺をきたすことがあります。

● **対麻痺**

両下肢に生じる麻痺です。下肢を支配する錐体路が両側性に障害されると起こりますが，脳卒中では非常にまれです。

● **交代性麻痺**

脳幹部の病変では頭部と四肢で麻痺側が左右交代する症状を生じることがあります。例えば，橋下部では顔面神経核への下行線維はすでに交叉している一方，四肢へ向かう下行線維は錐体交叉に至るまで交叉していないため，顔面麻痺とは反対側に上下肢の麻痺が生じます。

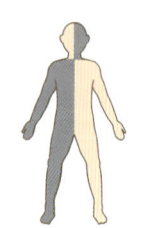

交代性麻痺(■障害部位)

9. 運動失調 ataxia

画像の特徴

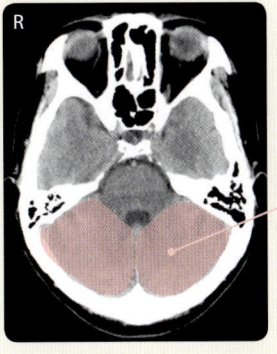

(単純CT)

脳血管障害では，小脳障害による運動失調（小脳性運動失調）によく遭遇します。小脳性運動失調は，小脳と連絡する脳幹の病変でもみられることがあります。

このほか，運動失調には，小脳と密接な連絡をもつ前庭系の障害による運動失調（前庭性運動失調）や，深部感覚障害による運動失調（感覚性運動失調）もあります。前庭神経核は，脳幹の延髄外側に位置しています。

●●● 特　徴

運動失調とは，運動麻痺がないにもかかわらず，運動の制御ができず，ぎこちなくなり，また起立や歩行の障害をきたす状態です。

小脳性運動失調の場合は，ふらつく，めまいがする，ろれつが回らないという訴えが多く聞かれます。また，思ったところに手がいかないなど，手足の運動失調もみられます。これは，共同運動と拮抗筋の協調の障害で生じます。

運動麻痺と運動失調が合併する場合もあります。同じ運動失調でも，前庭性運動失調や感覚性運動失調は，小脳性運動失調とは少し特徴が異なります。

小脳性運動失調をきたした脳血管障害患者の単純CT

右側の小脳梗塞　　　右側の小脳出血

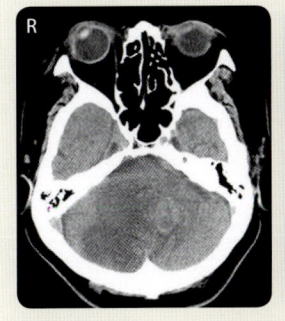

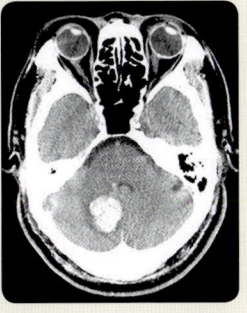

小脳の障害では，病変と同側に小脳性運動失調をきたします。したがって，上のような病変では右側の小脳性運動失調が生じます。

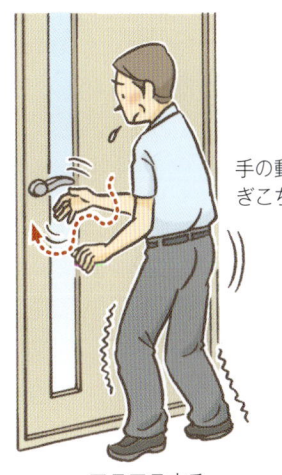

手の動きがぎこちない

フラフラする

第Ⅳ章　運動失調

10. 不随意運動 involuntary movement

画像の特徴

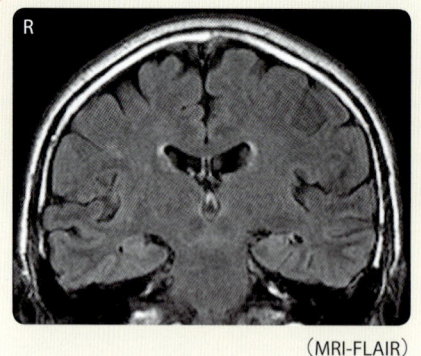

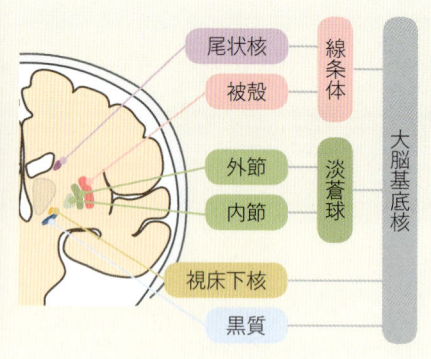

(MRI-FLAIR)

尾状核 ─ 線条体
被殻 ─ 線条体
外節 ─ 淡蒼球
内節 ─ 淡蒼球
視床下核
黒質

大脳基底核

多くは，視床下核，線条体などの比較的小さな脳血管障害に起因します。

●●● 特　徴

　不随意運動には，舞踏運動，バリズム，アテトーゼ，ジストニア，振戦，ミオクローヌスなど種々のものがあります。

　突然あるいは急性に発症するものと，数か月後に発症するものとがあります。急性期発症の不随意運動は数か月のうちに自然寛解することが少なくありません。脳卒中の経過中，あるいは後遺症として不随意運動がみられることは比較的まれです。

　内頸動脈に高度狭窄病変のある患者で，limb shaking と呼ばれる不随意運動が一過性脳虚血発作（TIA）の症状として出現することがまれにあります。

	特徴
(ヘミ) バリズム	上下肢を投げ出す，たたきつけるような粗大な運動。速度は速く，力強い。右または左のどちらか一方に生じることが多い
アテトーゼ	一定の姿勢を維持できず，くねくねと屈曲した運動がゆっくり，絶え間なく続く。顔や手指，手首，足に生じる
ジストニア	比較的ゆっくりした，一定のリズムで行われる不随意運動。体幹をひねるような異常姿勢も特徴
振戦	一定のリズムで行われる不随意運動。身体の一部または全身に不随意的に現れる。精神的緊張により増強する
ミオクローヌス	突発性で，ショック様の不規則な筋収縮が典型である。脳血管障害（特に脳幹部）では，ときに口蓋ミオクローヌスという軟口蓋の律動的不随意運動をきたすことがある

11. 血管性パーキンソニズム
vascular Parkinsonism

画像の特徴

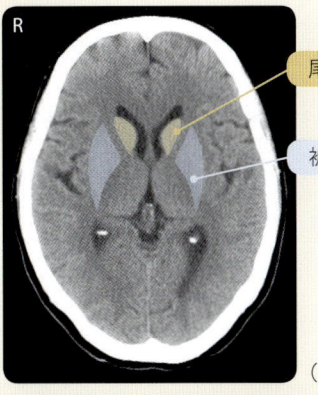

（単純CT）

尾状核
被殻・淡蒼球

多くは，大脳基底核（被殻，淡蒼球，尾状核）などに両側性の多発小梗塞を有する患者でみられます。

特徴

手足のふるえ，筋肉の硬直，歩行の異常などがみられます。
パーキンソン病治療薬に対しては，反応が不良です。特異的な治療はなく，いったん発症すると症状は永続します。

⚠注意

パーキンソニズムという名前がついていますが，パーキンソン病の臨床像とはかなり異なります。歩幅の狭い小刻み歩行はみられますが，パーキンソン病とは異なり，足を開き気味で歩きます（開脚歩行）。また，筋強剛はみられますが，静止時振戦はまれです。

脳血管性パーキンソニズム患者のMRI-T2WI

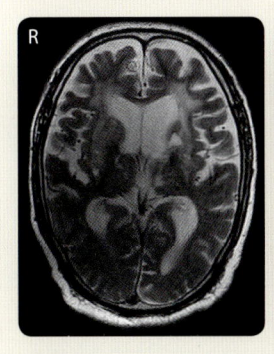

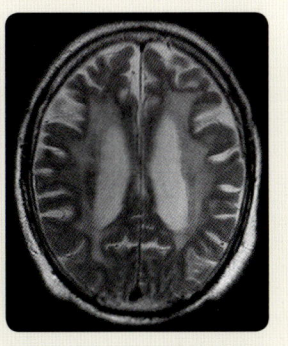

両側の大脳基底核にラクナ梗塞を示唆する多発性の高信号域を認めます。また，脳室周囲の深部白質にも虚血性変化を示唆する広範な淡い高信号域がみられます。

●MEMO
静止時振戦
膝の上に置いた手指がふるえるなど，筋運動の静止時に現れる振戦。パーキンソン病でよくみられる。

第Ⅳ章　不随意運動／血管性パーキンソニズム

12. 眼球運動障害と眼症状

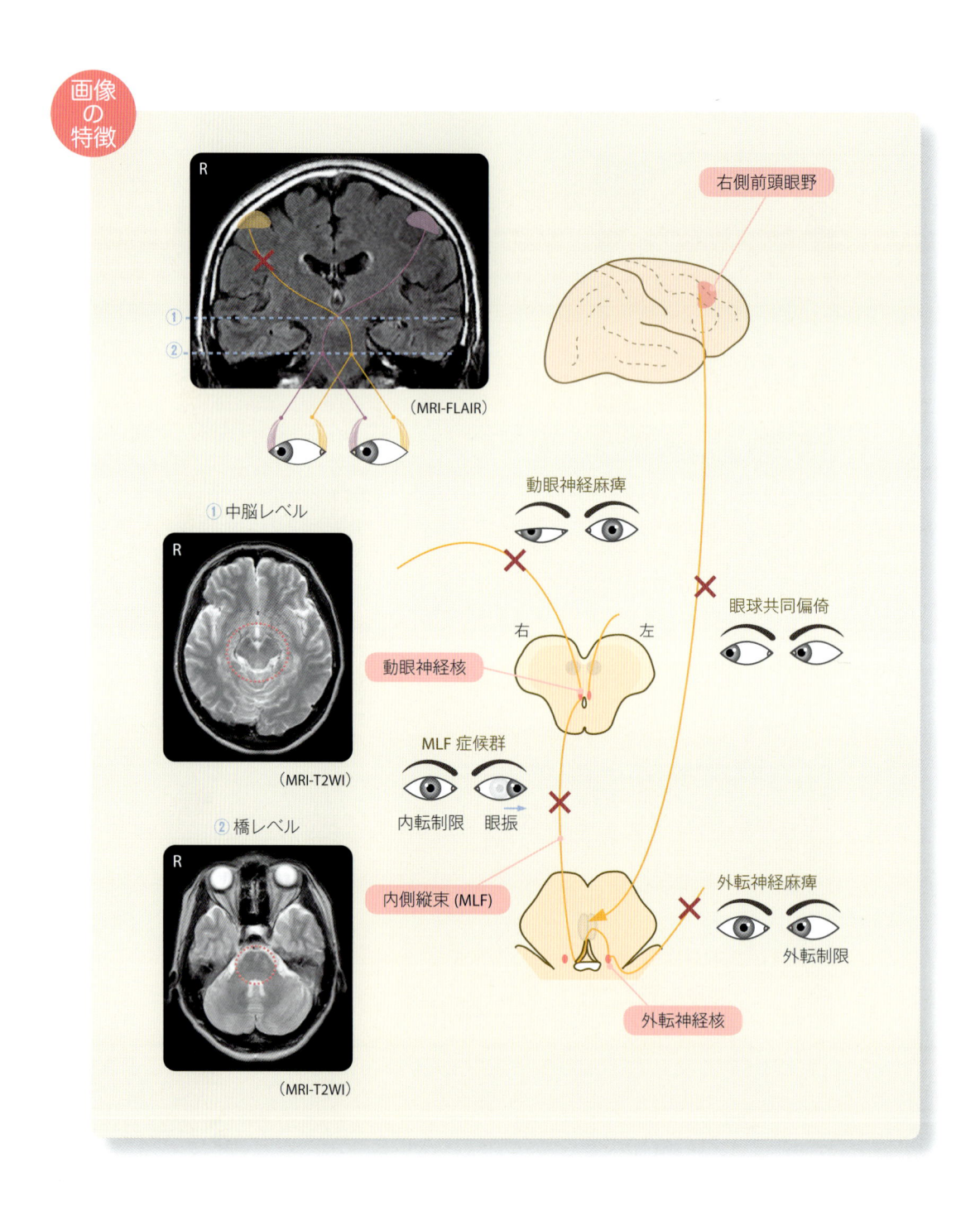

画像の特徴

(MRI-FLAIR)

① 中脳レベル

(MRI-T2WI)

② 橋レベル

(MRI-T2WI)

右側前頭眼野

動眼神経麻痺

眼球共同偏倚

動眼神経核

MLF症候群
内転制限　眼振

内側縦束(MLF)

外転神経麻痺
外転制限

外転神経核

右　左

92

●●● 水平性眼球共同偏倚 horizonal conjugate deviation

　眼球が右または左の一側を注視する持続性偏倚で，通常意識障害を伴います。

　水平方向への眼球運動（水平性共同視）は，大脳皮質から橋への神経回路と，橋に存在する側方注視中枢である傍正中橋網様体（paramedian pontine reticular formation: PPRF）によって営まれており，これらの経路のどこかが障害された場合に生じます。

　テント上の脳卒中では，病巣をにらむような眼球共同偏倚を生じます。テント下の脳卒中では，しばしば病巣と反対側をにらむような眼球共同偏倚を生じます。

病巣と反対側（片麻痺側と同側）をにらむ眼球共同偏倚

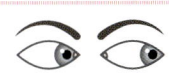

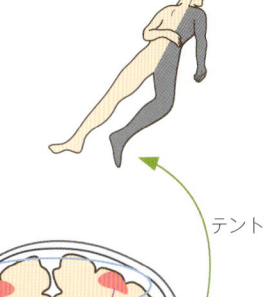

病巣と同側（片麻痺側と反対側）をにらむ眼球共同偏倚

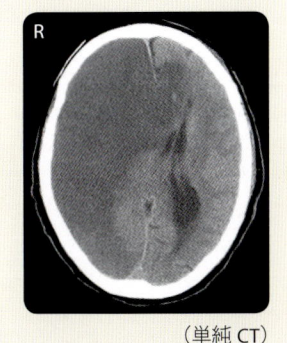

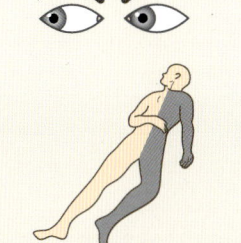

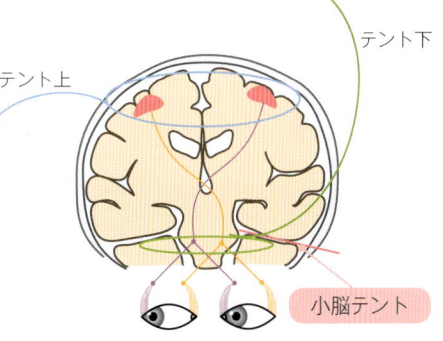

（単純CT）

テント上　テント下　小脳テント

●●● 垂直性眼球共同偏倚 vertical conjugate deviation

　下方もしくは，下内方の共同偏倚は，視床出血時の特徴的な所見です。代謝性疾患でもみられることがあります。

　上方眼球共同偏倚はチェーン・ストークス呼吸の無呼吸期，てんかん発作時，生理的には睡眠閉眼時（生理的ベル現象）にもみられます。

下方共同偏倚

●●● 斜偏倚 skew deviation

　一方の眼球は（内）下方に，他方の眼球は（外）上方にずれます。
　斜偏倚は橋の血管障害，特に橋梗塞によることが多く，中脳や延髄の病変，小脳出血でもみられます。

斜偏倚

眼球浮き運動 ocular bobbing

下眼瞼向きに眼球が急速に沈み込み，その後眼球が浮き上がってくるような動きが間欠的にみられる状態です。眼球の沈下は，瞳孔が完全に隠れるほど著明です。

橋出血でみられることが多い症状で，しばしば針先瞳孔を伴います。

眼球浮き運動

急速に下方へ

ゆっくり元の位置へ

内側縦束（MLF）症候群

内側縦束（medial longitudinal fasciculus：MLF）が障害された時の症状です。核間性眼筋麻痺とも呼ばれます。

病変側と逆をみた時に，病変側の眼球の内転障害と，対側の眼球の外転時の単眼性眼振を生じます。通常，輻湊は保たれます。

両側MLF症候群では両眼とも内転ができず，外転時に眼振を生じます。

MFL症候群

眼振

脳梗塞によるMLF症候群の1例（MRI-DWI）

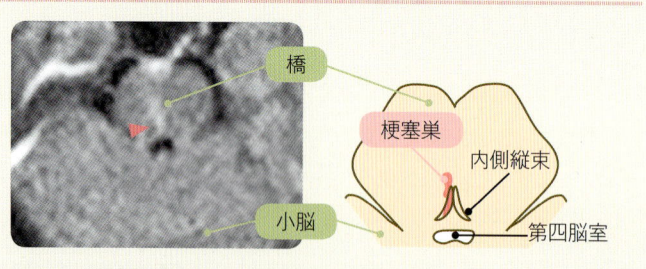

橋／梗塞巣／内側縦束／小脳／第四脳室

橋の内側縦束に梗塞巣（▶）がみられます。

●MEMO
輻湊（ふくそう）
　すぐ近くのものを注視した時，内方に動く両眼の運動のこと。

眼瞼下垂 blepharoptosis

上眼瞼が下がり，眼瞼裂が狭くなる症状です。患者は下垂を補正しようと前頭筋を過収縮させるため，額に深いシワができます。

眼瞼下垂は動眼神経麻痺の部分症状としてみられるほか，ホルネル症候群でもみられます。動眼神経麻痺では瞳孔は散大していますが，ホルネル症候群では縮瞳している点が大きく異なります。また，原因も異なります。動眼神経麻痺による眼瞼下垂は，副交感神経線維の障害に起因する眼瞼挙上筋の麻痺によるものです。一方，ホルネル症候群は，交感神経の障害に起因する上眼瞼のミュラー筋麻痺によって生じます。

動眼神経麻痺，外転神経麻痺，滑車神経麻痺

　眼球運動を支配する神経の単独麻痺はまれで，通常は他の神経症候を伴います。片麻痺を伴う場合には，眼球運動障害側と対側に出現します（交代性麻痺，p.88参照）。

⚠ 注意

　動眼神経麻痺は脳動脈瘤，特に内頸動脈後交通動脈分岐部動脈瘤の症状としても重要です。また，テント上の広範な脳卒中における鉤ヘルニアの早期徴候としても見逃せません（p.45参照）。

脳梗塞による単独動眼神経麻痺患者の1例（MRI-DWI）

中脳の右上部に梗塞巣（▶）が認められます。

右動眼神経／中脳／梗塞巣／動眼神経核

右動眼神経麻痺の典型例
・内転制限による外斜視
・眼瞼下垂
・瞳孔散大

●MEMO
鉤ヘルニアと動眼神経麻痺
　側頭葉内側の鉤がテントを越えてヘルニアを生じる鉤ヘルニアでは，近傍に位置する動眼神経が圧迫されることにより動眼神経麻痺をきたす。

ホルネル症候群 Horner syndrome

　眼瞼下垂，縮瞳，顔面発汗低下などからなる症候群であり，視床下部から眼球までの交感神経線維の経路の障害により起こります。

　中枢性の障害としては，視床下部から橋，延髄に至る交感神経下行線維の腫瘍，出血，梗塞などでみられます。代表的なものに，延髄外側梗塞（ワレンベルク症候群）があります。

ワレンベルク症候群を呈した脳梗塞患者の1例

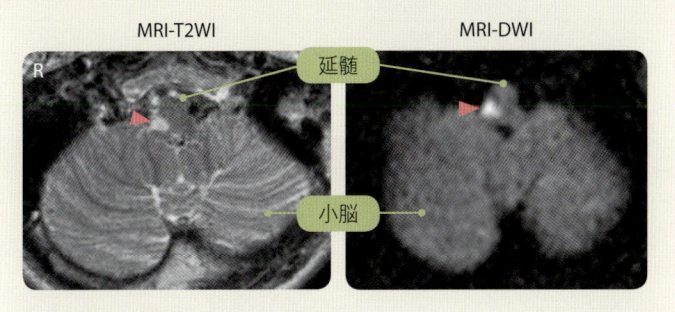

MRI-T2WI　　MRI-DWI

延髄／小脳

延髄外側に梗塞巣（▶）がみられます。

ホルネル症候群
・眼瞼下垂
・縮瞳

●MEMO
ワレンベルク症候群
　延髄外側の梗塞によって生じる症候群。ホルネル症候群のほか，回転性めまいや眼振，嚥下障害，嗄声，上下肢の運動失調などがみられる。

第Ⅳ章　眼球運動障害と眼症状

13. 視力・視野障害
disturbance of eye movement and ocular signs

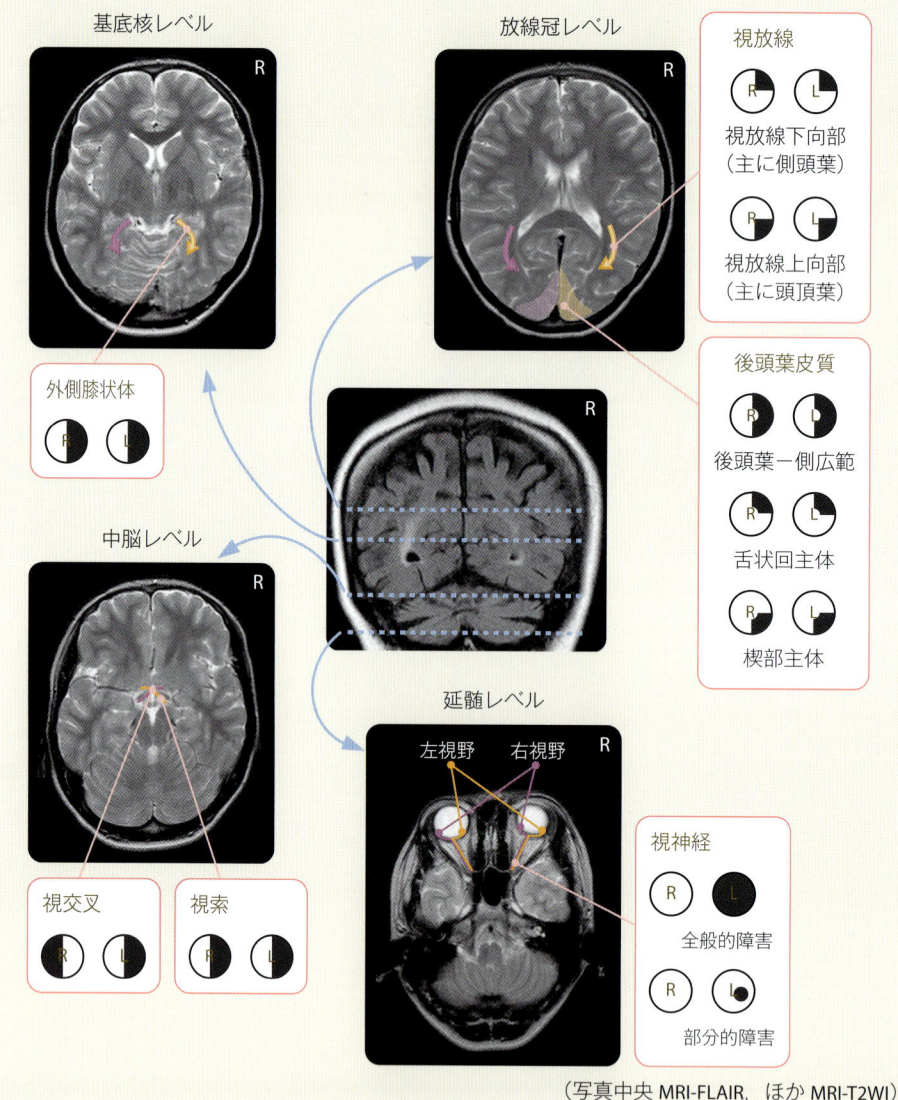

画像の特徴

基底核レベル / 放線冠レベル / 中脳レベル / 延髄レベル

視放線
- 視放線下向部（主に側頭葉）
- 視放線上向部（主に頭頂葉）

後頭葉皮質
- 後頭葉一側広範
- 舌状回主体
- 楔部主体

外側膝状体

視交叉　視索

左視野　右視野

視神経
- 全般的障害
- 部分的障害

（写真中央 MRI-FLAIR，ほか MRI-T2WI）

　左右の視神経は鼻側半分が視交叉で交差するため，右視野の情報（→）は左脳へ，左視野の情報（→）は右脳へ伝わります（左眼の右視野の情報，右眼の左視野情報は交叉しません）。その途中，視覚情報は大部分が外側膝状体に入り，その後は視放線となって，一次視覚野の後頭葉（ブロードマン17野）に伝わります。

特徴

　脳卒中でみられる視野障害の多くは，半盲あるいは四分盲です。右図のように，上方視野は主に側頭葉を経由する視放線を通るため，この部位の障害では上四分盲を生じます。一方，下方視野は主に頭頂葉を経由する視放線を通るため，この部位の障害で下四分盲を生じます。

　下垂体の病変（下垂体卒中など）では両耳側半盲を生じたり，頸動脈狭窄に起因する眼動脈の虚血では一側眼の視力障害を生じます（一過性黒内障など）。

　また，両側の後頭葉皮質または視放線が破壊されると，両眼がまったくみえなくなります（皮質盲）。

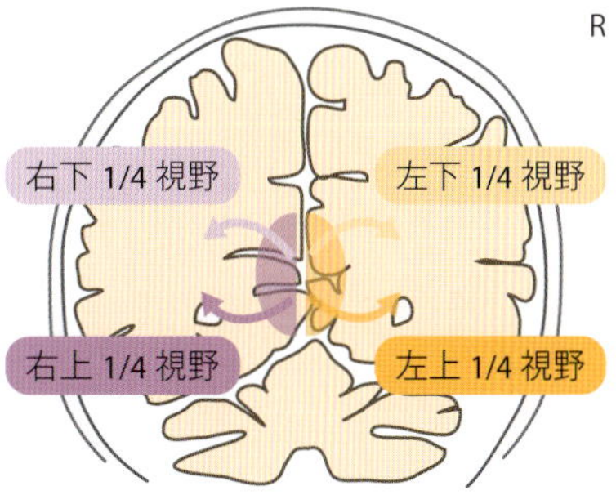

後頭葉を通る冠状断像

右下 1/4 視野　　左下 1/4 視野
右上 1/4 視野　　左上 1/4 視野

第Ⅳ章　視力・視野障害

半盲を呈した脳梗塞患者の1例

単純CT　　MRI-T2WI

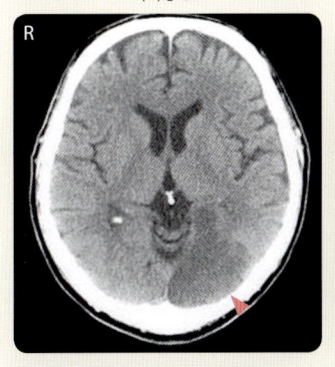

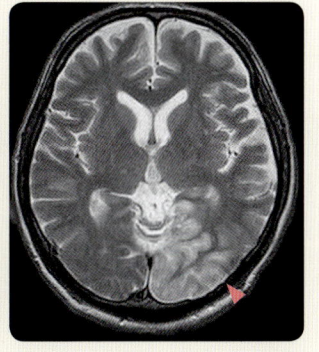

MRI-DWI

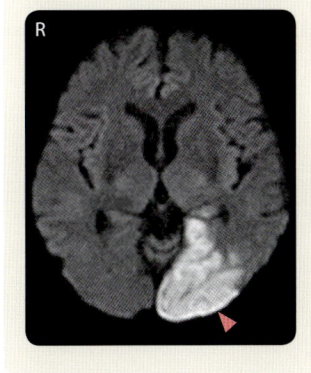

左の後頭葉に脳梗塞巣（▶）が認められます。この患者では，右同名性半盲が現れました。後頭葉の広範な病変では，反対側の同名性半盲がみられます。

● MEMO

一過性黒内障
　片眼の視力障害が急激に起こり，数分から数十分で回復するもの。TIAの代表的症状でもあり，頸動脈病変による眼動脈への塞栓子が1つの要因（p.57参照）。

皮質盲とアントン症候群
　皮質盲を自覚しておらず，みえていると主張したり，みえないことに平然としている状態のことを，アントン症候群という。病態失認の一種。

14. 構音障害 dysarthria

画像の特徴

小脳や脳幹のほか，多発性の脳血管障害で生じやすい症状です。テント上の限局性病変でも生じ，さまざまな部位の病変で出現します。

pure dysarthria 患者の1例（MRI-DWI）

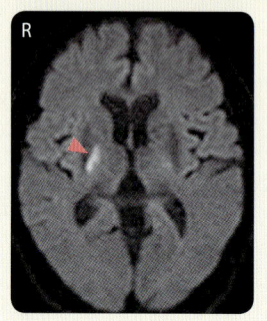

内包膝部近傍に，限局性の高信号域を認めます。

特 徴

言葉として発せられる音（語音）の生成の障害です。意図した音と異なる音が発せられたり，他の音が混じったりします。話し言葉の理解や，話す言葉の内容を考える思考過程には問題はありません。上下肢の麻痺などがなければ，書字も問題はありません。

麻痺性，失調性などの構音障害があり，病変部位により異なります。pure dysarthria と呼ばれる構音障害だけを生じるラクナ症候群があり，放線冠，内包膝部，内包後脚，橋底部，小脳虫部，大脳皮質などさまざまな部位で報告されています。

多発性の脳血管障害では，偽性球麻痺の部分症状として構音障害が現れます。

column 球麻痺と偽性球麻痺

球麻痺と偽性球麻痺はいずれも構音障害と嚥下障害を生じますが，病変部位に違いがあります。

球麻痺は，舌咽（IX）・迷走（X）・舌下（XII）神経の下位運動ニューロンまたは咽頭，喉頭，舌の筋の障害をさします。舌咽，迷走，舌下神経の核が存在する延髄が球状をしていることからこう呼ばれます。

偽性球麻痺は，神経核のある延髄より上位（上位運動ニューロン）の障害，特に両側性障害で起こるものをさします。

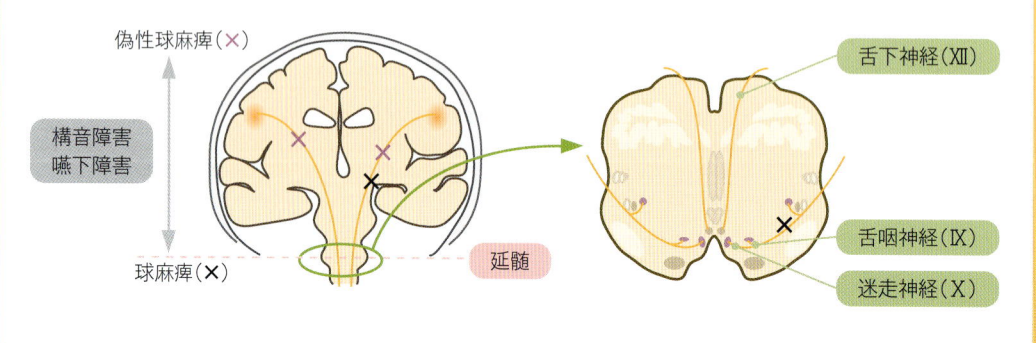

15. 嚥下障害 dysphagia

画像の特徴

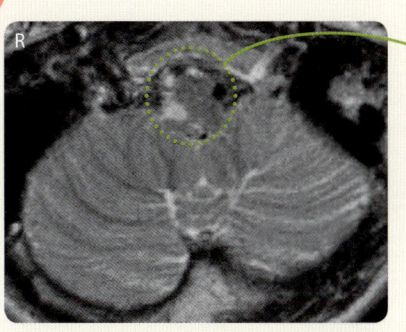

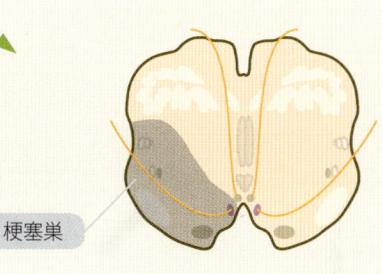

（MRI-T2WI）

梗塞巣

ワレンベルク症候群では、舌咽および迷走神経の神経核（●）が障害され、嚥下障害をきたす。

脳卒中では、延髄の片側性血管病変によるものと、延髄より上位の両側性血管病変によるものが主要な病態です。延髄の片側性病変では、延髄外側梗塞によるワレンベルグ症候群が代表的です。

その他の脳幹の血管障害、テント上の多発性脳血管障害でも嚥下障害は生じます。延髄より上位の両側性障害による嚥下障害は偽性球麻痺の部分症状です。

●●● 特 徴

脳卒中の急性期では、しばしば嚥下障害をきたしますが、多くは経過とともに改善し、慢性期まで持続することは必ずしも多くはありません。脳卒中による嚥下障害は、主に①大脳半球が関与する随意的な口腔機能、あるいは、②延髄の嚥下中枢が関与する嚥下反射の障害、に起因します。

病変部位によって嚥下障害の病態や特徴が異なるため、これらを把握して、ケアを行うことが重要です。

⚠ 注意

嚥下反射の障害により、気管への誤嚥を生じやすく、誤嚥性肺炎の危険性が高まります。

なお、脳卒中急性期における経口摂取の開始は、意識が保たれ（JCSで1桁）、全身状態が安定していることが前提となります。

嚥下障害をきたす病態・病巣	
偽性球麻痺	●原因：皮質・皮質下型，内方型，脳幹型など：両側の随意運動（皮質から延髄に至る皮質延髄路）の障害 ●特徴：口唇での食物の取り込みが悪く，食物が口からボロボロこぼれたり，咀嚼がうまくできない
球麻痺	●原因：延髄にある嚥下中枢（偽核を中心とする）の障害 ●特徴：嚥下反射に問題が生じる。片側の延髄外側病変によるワレンベルク症候群が代表的
一側性大脳半球病変	●特徴：意識障害を伴うような重篤な脳血管障害でよくみられる

第Ⅳ章 構音障害／嚥下障害

16. 体性感覚障害 sensory disturbance

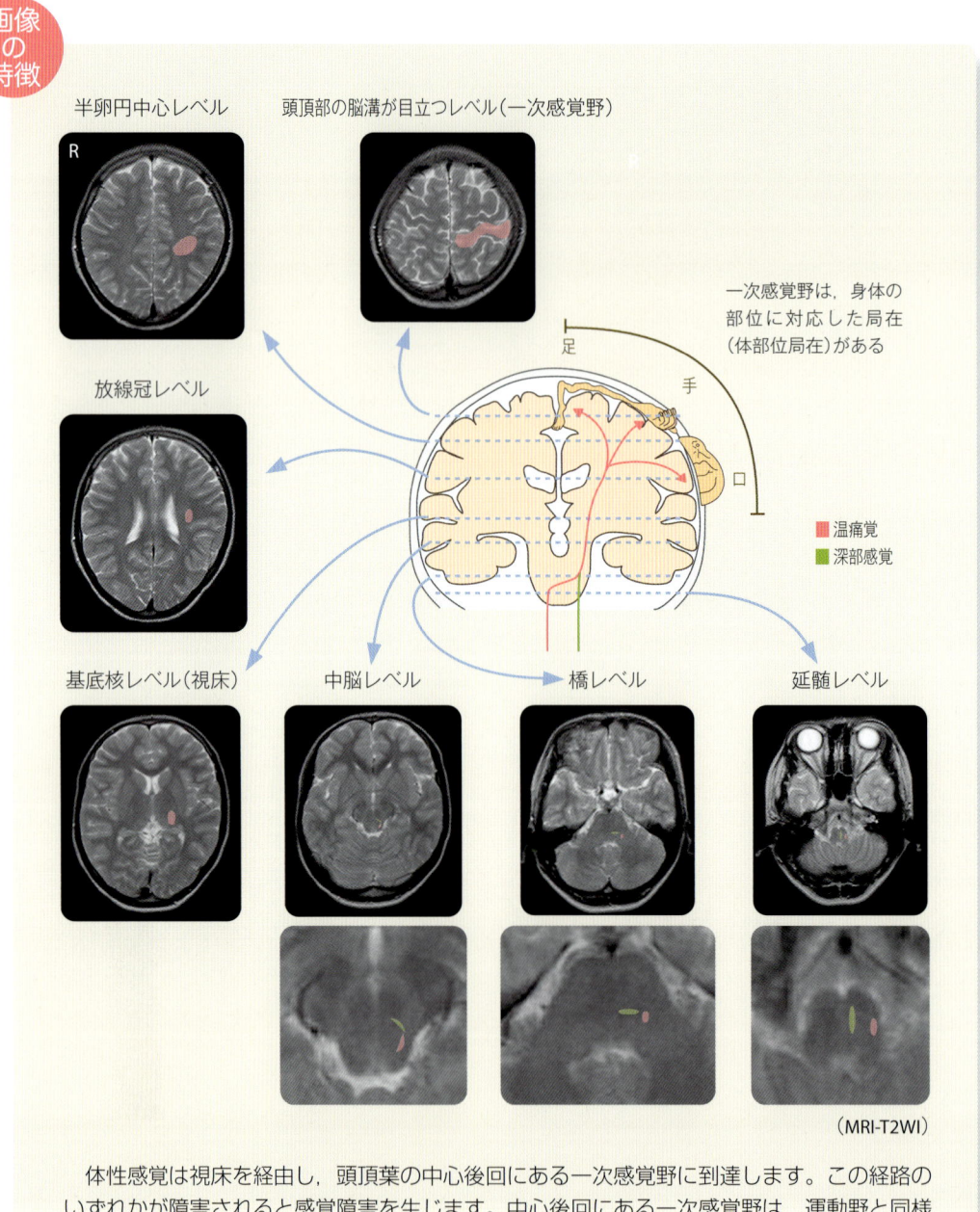

画像の特徴

半卵円中心レベル　頭頂部の脳溝が目立つレベル（一次感覚野）

一次感覚野は，身体の部位に対応した局在（体部位局在）がある

放線冠レベル

■ 温痛覚
■ 深部感覚

基底核レベル（視床）　中脳レベル　橋レベル　延髄レベル

（MRI-T2WI）

体性感覚は視床を経由し，頭頂葉の中心後回にある一次感覚野に到達します。この経路のいずれかが障害されると感覚障害を生じます。中心後回にある一次感覚野は，運動野と同様に身体の位置に対応した規則的な脳地図があります（体部位局在）。

特徴

脳病変部位によってさまざまな感覚障害を生じますが，脳血管障害では，多くの場合，感覚障害は半身に生じます。患者はこれを，しばしば「しびれる」などと表現します。

視床は各種感覚の中継路であり，特に視床外側を含む梗塞では典型的な半身の感覚障害を生じます。障害部位によっては特定の身体部位に限局した感覚障害を生じることもあります。

また，全感覚の障害のほか，一部の感覚要素の障害を生じることもあります。例えば，表在感覚と深部感覚の解離（解離性感覚障害）を生じることがあります。深部感覚の障害が高度な場合には感覚性の運動失調を生じ，リハビリテーションの大きな障害となります。

⚠ 注意

体性感覚障害のある患者では外傷を受けやすく，またそれに気づかずに外傷部位が悪化することがあります。こまめな全身観察を指導しましょう。

■さまざまな体性感覚

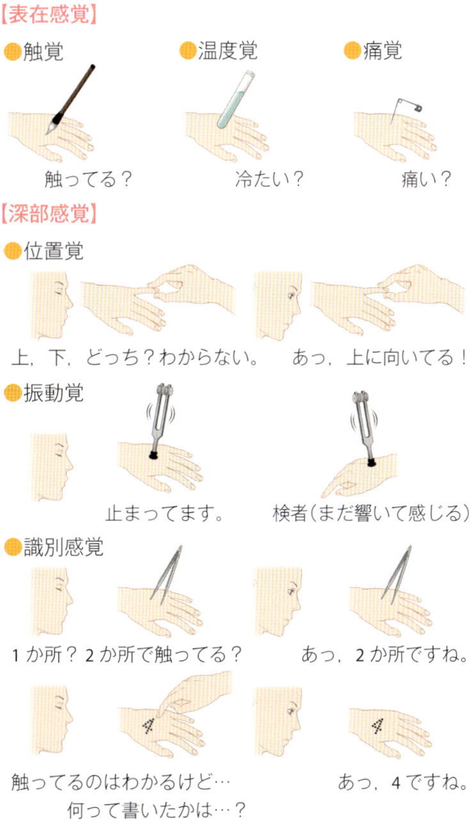

【表在感覚】
- 触覚　触ってる？
- 温度覚　冷たい？
- 痛覚　痛い？

【深部感覚】
- 位置覚　上，下，どっち？わからない。／あっ，上に向いてる！
- 振動覚　止まってます。／検者（まだ響いて感じる）
- 識別感覚　1か所？2か所で触ってる？／あっ，2か所ですね。
- 触ってるのはわかるけど…何って書いたかは…？／あっ，4ですね。

第Ⅳ章　体性感覚障害

脳梗塞の病変部位（MRI-DWI）と感覚障害

- 左外側視床梗塞による半身感覚障害
- 橋左背側に限局した脳梗塞による半身感覚障害
- 右外側視床梗塞による手口感覚症候群
- 左大脳皮質一次感覚野に限局した脳梗塞による手指限局性の感覚障害

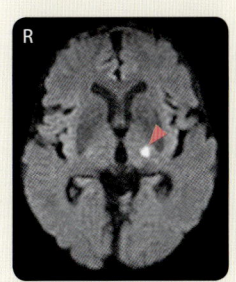

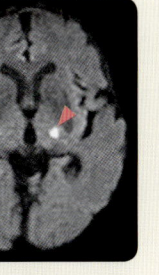

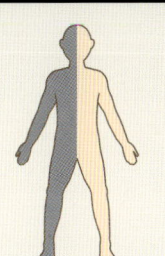

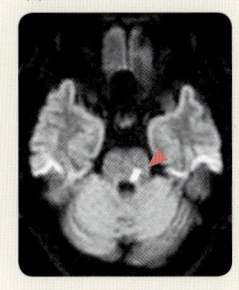

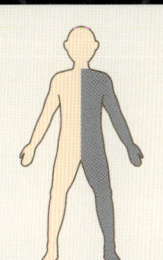

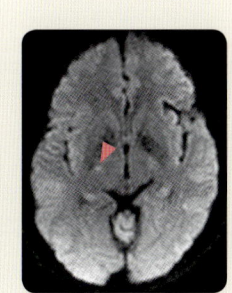

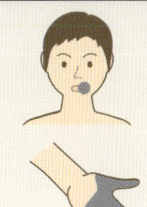

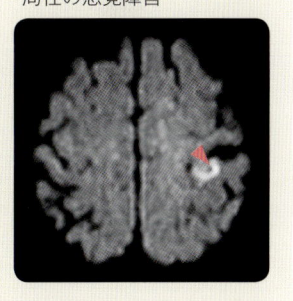

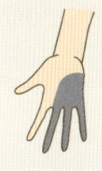

17. 血管性認知症 vascular dementia

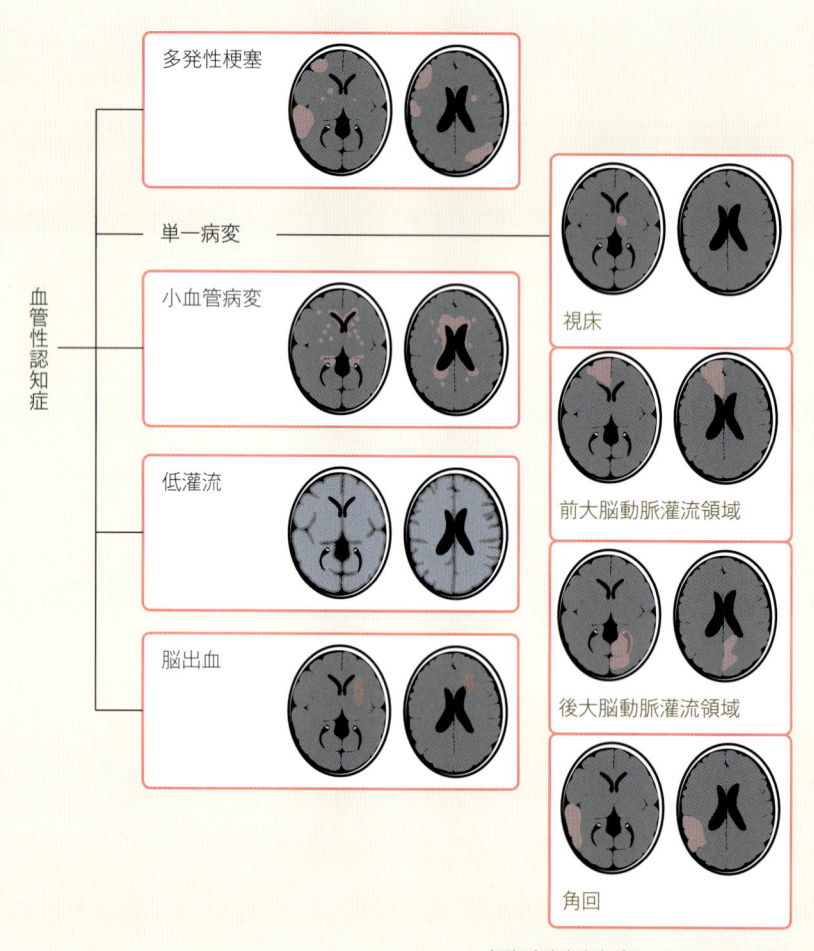

画像の特徴

血管性認知症
- 多発性梗塞
- 単一病変
  - 小血管病変
  - 視床
  - 前大脳動脈灌流領域
  - 後大脳動脈灌流領域
  - 角回
- 低灌流
- 脳出血

（認知症疾患治療ガイドライン2010より）

多発性の脳梗塞や脳出血でみられることが多いですが，部位によっては単一の病変でも起こることがあります。

認知症を生じた脳血管障害の MRI-T2WI

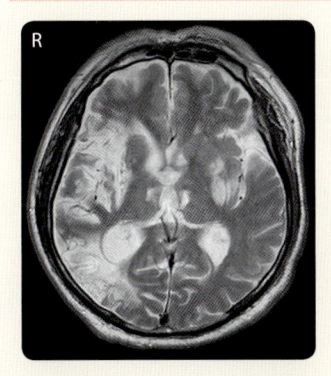

右側頭葉をはじめ，随所に高信号を示した多発性脳梗塞の患者です。

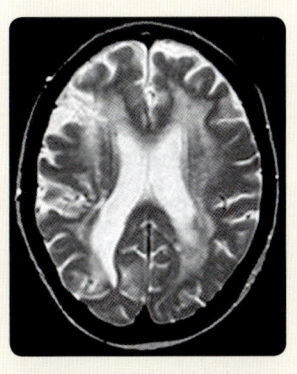

深部白質に広範な高信号域を認め，小血管病変（small-vessel disease）に伴う認知症と考えられます。

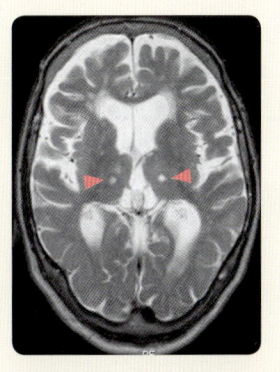

両側の視床に高信号域（▶）を認めます。この患者は，意識障害の後に，認知症の症状が目立ちました。

第IV章　血管性認知症

●●●● 特　徴

認知症と脳血管障害が存在し，両者の間に明らかな因果関係がある場合に血管性認知症と診断します。

言語障害，知的能力の低下などにばらつきがあり，記憶力や人格が保たれている一方，理解力や判断力，遂行機能が低下しているといった具合に，認知機能障害はまだらに現れます。症状は階段状に悪くなりますが，進行を予防し，治療することが重要です。アルツハイマー病との相違点は以下の表のとおりです。

● MEMO
遂行機能
物事を順序立てて，てきぱきと行っていく能力のこと。

	血管性認知症	アルツハイマー型認知症
症　状	●遂行機能障害や他の高次脳機能障害（失語，失認など）を伴う ●血管性パーキンソニズム（歩行障害，筋強剛など）を伴うこともある ●それぞれの症状の程度には，ばらつきがある	●記憶障害：初期は，近時記憶障害（最近の出来事が想い出せない，新しいことが学習できない）がみられる ●病識が薄れ，取り繕い反応がみられる ●徘徊や不潔行為もみられる
経　過	階段状に悪化していく	ゆっくりと発病し，徐々に悪化していく
治　療	脳血管疾患に対する予防的治療を行うことが重要。発症後は治療が困難	初期には薬物療法の適応があるが，根治はできない

文 献

1) 平山惠造：神経症候学 改訂第二版 Ⅰ．文光堂，東京，2006
2) 平山惠造：神経症候学 改訂第二版 Ⅱ．文光堂，東京，2006
3) 城倉　健：Ⅱ-4．めまいとの鑑別．虚血性脳卒中：診断と治療の進歩，日内会誌 98(6)：1255-1262，2009
4) 武田克彦，波多野和夫：高次脳機能障害，その概念と画像診断．中外医学社，東京，2006
5) 厚東篤生，荒木信夫，高木　誠：脳卒中ビジュアルテキスト 第3版．医学書院，東京，2008
6) 日本神経学会・監修：認知症疾患 治療ガイドライン 2010．医学書院，東京，2010
7) 日本神経学会・監修：てんかん 治療ガイドライン 2010．医学書院，東京，2010
8) 平山惠造，河村　満：MRI 脳部位診断．医学書院，東京，1993
9) 岩田　誠：神経症候学を学ぶ人のために．医学書院，東京，2007
10) 篠原幸人ほか，脳卒中合同ガイドライン委員会・編集：脳卒中治療ガイドライン 2009，http://www.jsts.gr.jp/main08a.html

索引

A〜Z

ABCD² スコア … 57
ACA（anterior cerebral artery）… 25, 26, 30
ACA embolism … 49
AChA（anterior choroidal artery）… 26
Acom（anterior communicating artery）… 27
ACVS（acute cerebrovascular syndrome）… 57
ADC（apparent diffusion coefficient image）… 19
AICA（anterior inferior cerebellar artery）… 27
artery dot sign … 17
artery to artery embolism … 37
ASA（anterior spinal artery）… 27
BA（basilar artery）… 25, 31
BAD（branch atheromatous disease）… 10
Barré 試験 … 88
CAS（carotid artery stenting）… 40
CCA（common cartid artery）… 25
CEA（carotid endarterectomy）… 41
CMB（cerebral micro bleeds）… 23
CT（computed tomography）… 14, 16, 34
CTA（CT angiography）… 15, 25, 34
CVD-Ⅲ … 34
dot sign … 17
DWI（diffusion weighted image）… 19
early CT sign … 16, 17
FLAIR（fuid attenuation recovery image）… 18
fogging effect … 16
GCS（Glasgow Coma Scale）… 75
Hunt and Hess 分類 … 68
hyperdense artery sign … 17
ICA（internal carotid artery）… 25, 26, 29
ICA embolism … 44
IV tPA（intravenous tissue plasminogen activator）… 39, 40
JCS（Japan Coma Scale）… 75
LSA（lenticulostriate artery）… 26, 47, 58

MCA（middle cerebral artery）… 25, 26, 29
MCA embolism … 46
MLF（medial longitudinal fasciculus）… 92, 94
MRA（magnestic resonance angiography）… 15, 25-27, 35
MRI（magnetic resonance imaging）… 14, 18, 34
NVAF（non-vulbar atrial fibrillation）… 37, 43
OA（ophthalmic artery）… 26
PCA（posterior cerebral artery）… 31
PCA embolism … 48
Pcom（posterior communicating artery）… 26, 27
PET … 14
PPRF（paramedian pontine reticular formation）… 93
PRES（posterior reversible encephalopathy syndrome）… 71
pure dysarthria … 98
RI シンチグラフィー … 14
RPLS（reversibleposterior leukoencephalopathy）… 71
SAH（subarachnoid hemorrhage）… 66
SCA（superior cerebellar artery）… 26, 27
SPECT … 15
T1 WI（T1 強調画像，T1 weighted image）… 19
T2WI（T2 強調画像，T2 weighted image）… 18
T2*WI（T2 star weighted image）… 18
TIA（transient ischemic attack）… 53, 56, 90, 97
top of the basilar syndrom … 51
t-PA（tissue plasminogen activator）… 39, 40
VA（vertebral artery）… 25, 29, 31
VBA（vertebro-basilarl artery）embolism … 50
WFNS 分類 … 68

あ

アテトーゼ … 90
アテローム血栓性脳梗塞 … 37, 52
アテローム硬化 … 37
アテローム性動脈硬化 … 55

107

アントン症候群 …………………………… 97	

い

意識障害 ……………………… 30, 44, 64, 70, 71, 74	
一次運動野 …………………………… 86, 88	
一次感覚野 ………………………… 5, 8, 82, 100	
一次視覚野 …………………………… 5, 48, 82	
一次聴覚野 …………………………………… 82	
一過性黒内障 ………………………… 56, 57, 97	
一過性脳虚血発作 ……………… 52, 56, 90, 97	

う

ウィリス動脈輪 …………………………… 9, 27	
ウェルニッケ失語 ………………………… 5, 46, 79	
ウェルニッケ野 …………………………… 5, 46, 78	
腕落下試験 …………………………………… 88	
運動失調 …………………………………… 10, 76, 89	
運動性言語中枢 …………………………… 78	
運動性言語野 ………………………………… 5	
運動性失語 ………………………………… 5, 46, 78	
運動麻痺 …………………………………… 86, 89	

え・お

エコー検査 …………………………………… 15	
嚥下障害 ………………………………… 98, 99	
塩酸ファスジル ……………………………… 68	
縁上回 ……………………………………… 6, 7, 80	
延髄 ………………… 3, 11, 74, 75, 76, 86, 96, 98, 100	
延髄外側 ……………………………………… 89	
延髄外側梗塞 …………………………… 95, 99	
延髄外側症候群 …………………………… 84	
横静脈洞 ……………………………………… 70	

か

開脚歩行 …………………………………… 91	
外転神経核 ………………………………… 92	
外転神経麻痺 ……………………………… 92, 95	
開頭血腫除去術 …………………………… 40, 59	
開頭減圧術 ………………………………… 44, 51	
海綿静脈洞 …………………………………… 70	
解離性感覚障害 …………………………… 84, 101	
解離性動脈瘤 ……………………………… 38	
過灌流症候群 ……………………………… 40, 41	
可逆性後頭葉白質脳症 …………………… 71	
核医学検査 …………………………………… 15	
角回 …………………………………… 6, 8, 81, 85, 102	
核間性眼筋麻痺 …………………………… 94	
拡散強調画像 ……………………………… 19	
拡散係数画像 ……………………………… 19	
下肢落下試験 ……………………………… 88	
画像診断 ………………………………… 32, 35	
滑車神経麻痺 ……………………………… 95	
下頭頂小葉 ………………………………… 6, 7, 8	
感覚障害 ……………………………… 10, 60, 61, 84, 101	
感覚性運動失調 …………………………… 89, 101	
感覚性言語中枢 …………………………… 78	
感覚性言語野 ………………………………… 5	
感覚性失語 ………………………………… 5, 46, 79	
眼球浮き運動 ……………………………… 62, 94	
眼球運動障害 ……………………………… 10, 92	
眼球共同偏倚 ……………………… 44, 60, 61, 92, 93	
眼瞼下垂 …………………………………… 94, 95	
眼振 ………………………………………… 10, 11	
眼動脈 ………………………………………… 26	
観念運動性失行 …………………………… 80, 81	
観念性失行 …………………………………… 81	
間脳 …………………………………………… 75	
顔面麻痺 …………………………………… 87, 88	

き

奇異性脳塞栓症 …………………………… 38	
偽性球麻痺 ………………………………… 98, 99	

急性期脳梗塞	20, 22	ゲルストマン症候群	84
急性期脳出血	21	限局性麻痺	87, 88
急性水頭症	51, 59, 63	言語中枢	78
急性脳血管症候群	57	言語野	4
球麻痺	98	原発性脳室内出血	58
橋	3, 10, 75, 76, 92, 96, 98, 100	健忘性失語	79
橋底部	10, 86, 98		
橋被蓋	10, 75		

こ

構音障害	10, 11, 76, 98
抗凝固薬	43, 56, 59
抗凝固療法	70
高血圧性脳出血	4, 10, 11, 58, 59, 71
抗血小板薬	56, 59
抗血栓療法	39
後交通動脈	26, 27
交叉性失語	79
構成失行	81
口舌顔面失行	81
交代性片麻痺	87, 88
交代性感覚障害	84
交代性麻痺	87, 88
後大脳動脈	5, 31, 102
後大脳動脈塞栓症	48
後頭葉	4, 31, 48, 50
鉤ヘルニア	9, 44, 45, 95
呼吸所見	75

橋出血 62, 74, 94
局所血栓溶解療法 40
虚血性脳卒中 13, 32
虚血性ペナンブラ 35, 40
筋強剛 91

く

くも膜下出血	9, 66, 76
クリッピング術	68, 69
群発呼吸	75

け

経食道エコー	38, 39
経静脈的血栓性溶解療法	39, 40
痙性麻痺	87
頸動脈ステント留置術	40
頸動脈内膜剥離術	41
痙攣（発作）	70, 71, 77
血管形成術	40
血管原性浮腫	19
血管性認知症	102
血管性パーキンソニズム	55, 91
血管性浮腫	41
血管内治療	38, 39, 53, 56
血管攣縮	69
血行力学性アテローム血栓性脳梗塞	37
血腫除去術	63, 65
血栓溶解療法	24, 88

さ

細胞傷害性浮腫	19, 20
鎖骨下動脈盗血症候群	56, 57
左右失認	84
散瞳	75

し

視覚性失認	48, 82, 83
視覚野	31

弛緩性麻痺	87	小脳症状	63
四肢麻痺	10, 62, 87	小脳性運動失調	10, 11, 63, 89
視床	4, 48, 74, 100-102	小脳虫部	98
視床下核	90	小脳テント	93
視床下部調節系	74	静脈洞血栓症	70
視床梗塞	74	触覚性失認	82, 84
視床膝状体動脈	58	除脳硬直	62
視床出血	59, 61, 93	視力障害	71, 96
視床穿通動脈	58	シルビウス裂	66
ジストニア	90	心原性脳塞栓症	29, 37, 42
肢節運動失行	79	振戦	90, 91
持続性吸息呼吸	75	深部感覚	101

す

失語（症）	5, 29, 42, 46, 77, 78	遂行機能障害	103
失行	6, 7, 8, 42, 80	錐体	96
失調性呼吸	75	錐体外路	5
失読・失書	6, 7, 8	錐体交叉	88
失認	6, 7, 8, 82	錐体路	5, 6, 7, 10, 88
四分盲	46	垂直性眼球共同偏倚	93
視放線	96	水頭症	9, 10, 62, 63, 69
若年性脳卒中	38	水平性眼球共同偏倚	93
視野障害	96	水平性共同視	93
斜偏倚	93	髄膜刺激症候群	68
シャント術	68, 69	頭痛	70, 71, 76
粥状硬化	37	ステント留置術	40
縮瞳	75, 95	スパズム	67, 69
手指失認	84		
出血性梗塞	24, 41, 43	## せ	
出血性脳卒中	13, 32	静止時振戦	91
上位運動ニューロン	98	舌咽神経	98, 99
上行性網様体賦活系	74	舌下神経	98
上矢状静脈洞	70	前交通動脈	27, 66
上小脳動脈	26, 27	全失語	79
上頭頂小葉	6, 7, 8, 80	前下小脳動脈	27
小脳	11, 76, 89	線条体	5, 90
小脳梗塞	50, 76		
小脳出血	59, 63		

見出し	ページ
線条体動脈	5, 6
前脊髄動脈	27
前大脳動脈	6, 7, 26, 29, 102
前大脳動脈塞栓症	49
前庭性運動失調	89
前頭眼野	92
前頭葉	4, 9, 80
前頭葉障害	49
前脈絡叢動脈	5, 26

そ

見出し	ページ
早発性痙攣発作	77
相貌失認	83
側頭葉	4, 5, 9
側脳室	7, 10
側脳室後角	9
側脳室前角	4
側脳室体部	6, 7
側副血行路	46
側方注視中枢	93

た

見出し	ページ
対光反射	75
体性感覚障害	100
大動脈原性脳塞栓症	38
大脳基底核	3, 4, 86, 90, 91, 96
大脳脚	9, 86
大脳皮質病変	98
体部位局在	86, 88, 100
第四脳室	10, 63
多発性梗塞	102
淡蒼球	5, 91

ち

見出し	ページ
チェーン・ストークス呼吸	75
地誌的失認	83

見出し	ページ
遅発性痙攣発作	77
着衣失行	81
中心後回	8, 100
中心前回	8
中枢性神経神原性過換気	75
中枢性顔面神経麻痺	87
中大脳動脈	6, 7, 8, 9, 25, 26, 29
中大脳動脈分岐部	66
中大脳動脈塞栓症	46, 86
中脳	3, 9, 75, 76, 92
中脳被蓋	9
超音波検査	15
聴覚性失認	82, 84
超皮質性運動性失語	79
超皮質性感覚性失語	79
陳旧性脳梗塞	22
陳旧性脳出血	22

つ

見出し	ページ
椎骨動脈	25, 28, 29
椎骨脳底動脈塞栓症	50
対麻痺	87, 88

て

見出し	ページ
手口感覚症候群	101
てんかん	77
伝導性失語	79

と

見出し	ページ
動眼神経	9, 75
動眼神経核	92
動眼神経麻痺	9, 45, 46, 92, 94, 95
瞳孔所見	75
瞳孔不同	75
頭頂小葉病変	80
頭頂葉	4, 49, 64, 80, 100

頭頂連合野 ……………………………… 6, 7, 8	脳室ドレナージ術 …………………………… 59
動脈原性脳塞栓症 ……………………………… 37	脳出血 ………………………… 58, 76, 77, 102
同名性半盲 ……………………… 20, 48, 79, 97	脳卒中後てんかん …………………………… 77
トリプルH療法 ………………………………… 68	脳底槽 …………………………………………… 9
	脳底動脈 ………………………………… 9, 25, 31

な

内頸動脈 …………………………… 25, 26, 29	脳底動脈先端症候群 ………………………… 51
内頸動脈狭窄症 ……………………………… 26	脳動静脈奇形 ………………………… 58, 64, 67
内頸動脈-後交通動脈分岐部 ……………… 66	脳動脈解離 ……………………………… 38, 76
内頸動脈内膜剝離術 ………………………… 41	脳動脈瘤 ………… 9, 27, 32, 58, 64, 67-69, 95
内頸動脈閉塞症 ……………………………… 44	脳浮腫 ………………………… 19, 44, 45, 71
内側縦束 ……………………………………… 92	脳ヘルニア ……… 28, 29, 44, 45, 46, 48, 59, 68
内側縦束症候群 ……………………………… 94	脳保護薬 ……………………………………… 39
内包 …………………………………………… 4, 5	脳梁 …………………………………………… 80
内包後脚 …………………………… 86, 98, 100	
内包膝部 ……………………………………… 98	

は

	パーキンソニズム ……………………… 55, 91

に

尿失禁 ………………………………………… 49	パーキンソン病 ……………………………… 91
認知症 ………………………………………… 102	バイパス術 …………………………………… 41
	針先瞳孔 ………………………………… 75, 94

の

	バリズム ……………………………………… 90
脳圧降下薬 …………………………………… 59	半側空間無視 …………………………… 81, 85
脳圧亢進 ……………………………………… 68	半盲 …………………………………………… 31
脳アミロイドアンギオパチー …………… 58, 64	半卵円中心 ………………………… 3, 7, 49, 86
脳画像診断 ……………………………… 32, 35	

ひ

脳幹 ……………………………… 50, 66, 74, 75, 76	被殻 …………………………………… 4, 5, 91
脳幹出血 ……………………………………… 59	被殻出血 ………………………………… 59, 60
脳血管	皮質下出血 ……………………………… 59, 64
―― 後方循環系 ……………… 25, 30, 76	皮質症状 ………………………………… 29, 46
―― 前方循環系 ……………… 25, 28	皮質脊髄路 …………………………………… 86
脳血管画像検査 ……………………………… 15	皮質盲 ………………………………………… 97
脳血管障害分類 ……………………………… 34	尾状核 …………………………………… 5, 91
脳血管攣縮 …………………………………… 69	微小脳出血 …………………………………… 23
脳梗塞 ……………………………… 32, 36, 74, 77	非弁膜症性心房細動 …………………… 37, 43
脳室穿破 …………………………… 58, 59, 65	表在感覚 ……………………………………… 101
	病態失認 ……………………………………… 97

非流暢性 ………………………………… 78	

ふ

輻輳 ……………………………………… 94	
不随意運動 ……………………………… 90	
物体失認 ………………………………… 83	
舞踏運動 ………………………………… 90	
プラーク ………………………… 38, 41, 56	
ブローカ失語 …………………… 5, 46, 78	
ブローカ野 …………………………… 5, 78	
分水嶺梗塞 ……………………………… 52	

へ・ほ

片麻痺 ………………… 5, 10, 44, 60, 87	
傍正中橋網様体 ………………………… 93	
放線冠 ………………………… 3, 6, 86, 96, 98	
歩行障害 …………………………… 10, 11, 89	
ホルネル症候群 ……………… 73, 93, 95	

ま

街並失認 ………………………………… 83	
末梢性顔面神経麻痺 …………………… 87	
麻痺 ………………………………… 10, 87	
麻痺の評価 ……………………………… 88	

み

ミオクローヌス ………………………… 90	
右左シャント …………………………… 39	
道順障害 ………………………………… 83	

め・も

迷走神経 …………………………… 98, 99	
めまい ………………………… 10, 51, 76, 89	
もやもや病 ………………………… 58, 67	

ゆ

優位半球 …………………………… 46, 78	

ら・り

ラクナ梗塞 ……………………… 37, 52, 55	
ラクナ症候群 …………………… 36, 55, 98	
卵円孔開存 ……………………………… 39	
流暢性 …………………………………… 80	

れ

レンズ核 ………………………………… 5	
レンズ核線条体動脈 ……………… 26, 47, 58	

わ

ワルファリン …………………………… 43	
ワレンベルク症候群 ………… 11, 84, 95, 99	